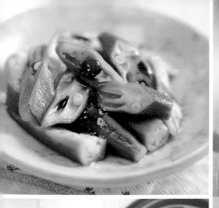
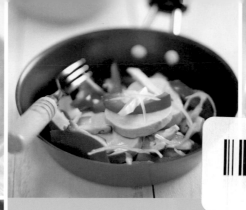
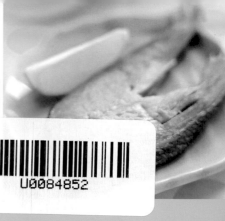

攝影 — 楊志雄

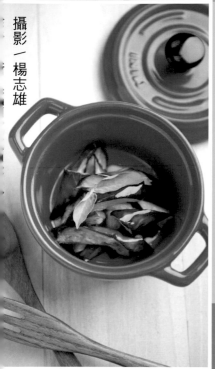

營養師設計的 —————

82道洗腎
保健食譜

洗腎也能享受美食零負擔

U0084852

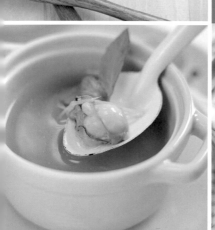
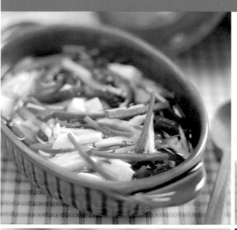
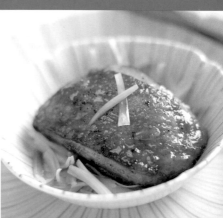
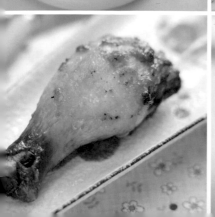
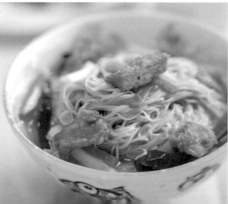
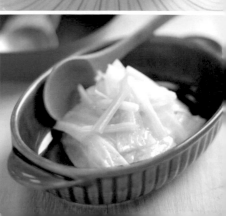

目錄

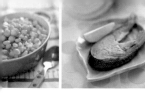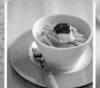

擺脫「無味」人生

我國慢性腎衰竭人數逐年上升，目前必須定期透析治療者已高達 7 萬多人。根據研究顯示，長期血液透析者發生營養不良比例甚高，而營養不良，特別是蛋白質嚴重缺乏時，甚至會導致死亡，其重要性更甚於洗腎者的尿毒指數、洗腎洗得乾不乾淨等問題。

洗腎者常覺得飲食上有許多限制，失去了享受美食的權利，也喪失了應有的生活品質，甚至因為錯誤的飲食觀念，而加重了病情。其實，只要建立正確的飲食觀念與原則，再善加利用對洗腎者有益的食材與烹調方法，就能兼顧健康及享受，並改善洗腎者營養相關的健康問題、延緩併發症發生，提高生活品質，讓腎友們再也不會有「無味」人生的苦惱。

由衛生福利部桃園醫院營養科集全科營養師之力，精心著作本食譜。內容包括使用本食譜的方法、洗腎飲食原則，以及菜色豐富、製備容易的葷食與素食菜肴，更設計了葷食與素食的每日示範餐。深入淺出的呈現方式，讓腎友們能輕鬆了解自己的營養所需，並依據個人飲食喜好，搭配出既健康又有變化的飲食，是腎友們居家照顧的實用食譜書。期許本食譜可以造福洗腎者，讓腎友們能吃得開心自在、享受生活。

衛生福利部桃園醫院院長

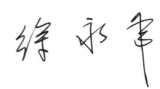

幫助腎友吃出學問

慢性腎衰竭人數在台灣已成為不容忽視的問題，且逐年增加中。必須仰賴透析治療者已高達 7 萬多人，占用全民健康保險相當大的資源。其中病人的營養不良、慢性發炎和動脈血管粥狀硬化之間的關係常常密不可分，而營養不良更是和死亡率有顯著的關聯性。

慢性腎臟病早期的飲食控制和選擇，能讓慢性腎臟病人的腎功能惡化速度減緩，即使是開始透析治療的病人，營養的均衡和注意也是一大學問。洗腎者常覺得飲食上有許多限制，造成自我飲食過於嚴格限制，或者是開始洗腎治療後，便忘卻了飲食的注意事項，而造成更多透析治療也無法解決的併發症。

其實「吃」是一種享受，對腎友而言更是一門學問。只要建立正確的飲食觀念與原則，再善加利用對洗腎者有益的食材與烹調方法，就能兼顧健康及享受。由衛生福利部桃園醫院營養科施主任集全科營養師之力，精心著作的本食譜，不只是對已經在透析治療的病人和家屬有幫助，對於部分慢性腎臟病晚期的病人，也可以了解並參考其飲食的注意事項和原則。希望腎友們能以深入淺出的食譜和飲食原則，變化出更多可口又適合洗腎者食用的菜肴，吃得盡興、吃得安心、吃得健康。

衛生福利部桃園醫院腎臟內科主治醫師

吃得開心自在、享受人生

在血液透析室工作多年，看見許多腎友快樂的生活、快樂的工作、快樂的旅遊，是我們團隊努力的目標，我們期望每一個人都可以過著「腎」利人生、彩色人生、快樂人生。有許多人仍對洗腎有誤解，以為終生洗腎，人生就變成黑白的、人生就要滅燈了、活著就沒希望了，其實洗腎也可以活出精彩人生、享受人生，正常的工作與旅遊。

洗腎者的飲食可以很美味、很營養、很健康，只要掌握 3 好原則就可以了！
一好為「吃得飽」：足夠熱量是身體所需。
二好為「吃得好」：慎選好的蛋白質，可避免身體的負擔。
三好為「吃得巧」：均衡飲食、避免過多高鉀、高磷食物的攝取與過多的水分。

如何控制飲食是許多腎友及家屬的困擾，因此我們一直盼望著有一本專屬我們腎友設計的飲食指引，目的是要我們的腎友及家屬皆能輕鬆吃、快樂做烹飪，坊間真的找不到這樣的食譜。腎友們因此選擇了不夠健康的食品組合，導致許多的身體不適反應。

非常感謝衛生福利部桃園醫院營養科集全科營養師之力，精心著作本食譜。食譜飲食內容是經腎友及家屬們不斷的翻閱給意見而設計產生的，是腎友們居家照顧的實用食譜書。讓您看到食譜就很有食慾、看到食譜就知道如何吃得巧（營養師小叮嚀）、看到食譜就能輕鬆烹飪，不經意就學會了腎友三好飲食原則。期許本食譜，讓腎友們能吃得開心自在、享受生活。

衛生福利部桃園醫院血液透析室護理長

姚美惠

將營養知識融入飲食生活中

尿毒症患者在接受洗腎後，對於營養需求的改變，常無法適應，經常因為錯誤資訊或圖方便隨意吃等因素，養成錯誤的飲食習慣，進而造成不正確的飲食控制，不僅無法享受美食的樂趣，更影響健康。

飲食畢竟是生活的一部分，面對需長期洗腎者，飲食指導最重要的是要能容易做到、引發動機，才能改變行為，並長期實行。因此想藉由出版為洗腎者設計的食譜，讓葷食與素食的洗腎者，照著食譜做就能簡單的將正確營養知識融入飲食生活中，吃得更健康更美味！

本食譜所設計的每道菜肴定案前，都經過多次試做與修正，除了符合洗腎者的營養需求外，還要能「簡單做」又能「兼顧色、香、味」。每道菜肴、每餐示範餐均附上詳細計算的營養成分以及各大類食物之份數，作為同一大類食物變化替換之依據，更設計貼心的小叮嚀，幫助讀者快速掌握菜肴特色與應注意之事項。

本食譜之所以能夠完成，除了本科營養師之參與外，要感謝本院徐永年院長之鼓勵與提供菜肴製作經費之支持、血液透析室王偉傑醫師、巫宏傑醫師、黃鈺琴醫師、姚美惠護理長與眾多洗腎朋友提供的寶貴意見，以及衛生福利部桃園療養院王惠予營養師與好友張宇寬營養師、童淑貞小姐及林賢鋒先生，利用公餘之暇，協助本院食譜拍攝時的繁瑣工作，也要感謝三友圖書有限公司出版本食譜，殷切期盼本食譜能提供洗腎朋友飲食上的幫助。本食譜出版後，本院之所得將投入於社會福利工作之用。

衛生福利部桃園醫院營養科主任

施桂梅

Part 1

基本飲食原則

洗腎朋友這樣吃

使用本書的方法

專為洗腎者設計的豐富內容

本書除了清楚易懂的洗腎飲食原則外，還有美味可口的豐富食譜，包含 6 道主食、6 種水果、38 道葷食菜肴、38 道素食菜肴、3 天葷食示範餐、3 天素食示範餐。葷食與素食各 38 道菜肴中均包含 9 道主菜、9 道副菜、10 道蔬菜、5 道小吃、5 道湯。

善用營養成分分析

血液透析俗稱洗腎，其飲食治療主要在於矯正體內水分、酸鹼、電解質平衡，並維持適當營養狀況，減少合併症的發生。

本食譜乃依據衛生福利部食品藥物管理署 102 年 4 月 25 日公布的食品營養成分資料庫進行每人份營養成分分析，並根據食物代換表計算各食物類別之份數，洗腎者可依下列營養攝取原則為基準，並依據食譜中的營養成分分析表及食物類別分配表，自行搭配每餐的菜色。※ 食物代換表請翻閱 P.15、P.16。

營養攝取原則

對於血液透析者之建議營養攝取量，60 歲以下者熱量為每日每公斤體重 35 大卡、60 歲與 60 歲以上者熱量為每日每公斤體重 30 ～ 35 大卡；蛋白質為每日每公斤體重 1.2 ～ 1.5 公克；液體為平均每日脫水量及尿量加 750 ～ 1000 毫升或兩次透析間體重勿超過 5% 乾體重；鈉為每日 2000 ～ 3000 毫克，鉀為每日 2000 ～ 3000 毫克，磷為每日 800 ～ 1200 毫克。※ 乾體重：身上沒有蓄積水分，沒有四肢水腫及肺水腫，且血壓正常時的體重。

供洗腎者參考的示範菜單

為了讓洗腎者及家屬能夠更靈活運用本食譜，所以特別設計了示範餐單元，幫助洗腎朋友們能更加認識洗腎飲食。示範餐以體重 60 ～ 70 公斤者為範例，並根據上述的建議攝取量設計，因此葷素的每日示範餐，熱量為 2000 ～ 2200 大卡、蛋白質為 80 ～ 90 公克、磷為 1000 ～ 1200 毫克左右。

食譜中每日示範餐的鈉含量為 2800 ～ 3700 毫克、鉀含量為 2700 ～ 3400 毫克，雖然有些每日示範餐的鈉、鉀量高於建議攝取量的 3000 毫克，但食

譜中皆已事先以汆燙或水煮的方式，處理過鈉、鉀、磷含量較高的天然食材，使鈉、鉀、磷等礦物質溶於水中，減低其含量。腎友們只要再避免攝取剩餘湯汁，示範餐每日鈉與鉀的攝取量即可符合建議量。另外，因溶於水中的營養流失量難以計算，所以本食譜包含材料 A 與材料 B 的營養成分分析皆為未烹煮前的營養量。（一般煮沸烹調是溶出鈉、鉀、磷的最佳方式）

若體重非 60 ～ 70 公斤者，可依自己體重計算出所需熱量與蛋白質，再參考示範餐主食、主菜、副菜、蔬菜、小吃、湯、水果之營養成分分析與食物類別分配表，自行搭配每餐、每日之菜肴，或將每道菜肴增量或減量。而體重 60 ～ 70 公斤者，除了可參考示範餐外，也可自行調整搭配。

量杯、湯匙與茶匙的運用

本食譜材料 A 的米以及材料 B 需秤重之調味料與油品，除了可用磅秤或電子秤秤量外，也可簡單的運用量杯、湯匙與茶匙測量。

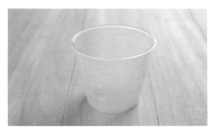

- 一量杯的米＝ 160 公克＝約 8 份的全穀根莖類（主食類）→可煮成 2 碗飯或 4 碗稀飯，當餐的飯量若為 1 碗，則取用 0.5 量杯的米（80 公克）。

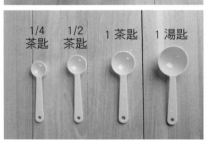

1/4 茶匙　1/2 茶匙　1 茶匙　1 湯匙

- 一湯匙＝ 3 茶匙＝ 15 公克→所以 1/3 湯匙或 1 茶匙為 5 公克，1/2 茶匙為 2.5 公克，1/4 茶匙為 1.25 公克。

（材料、作法）
容易閱讀的大字

（營養師小叮嚀）
幫助讀者掌握菜肴特色
與注意事項的貼心叮嚀

（分配表及分析表）
詳細完整的營養分析及份數說明

（分配表及分析表）幫助讀者計算營養的詳細資料

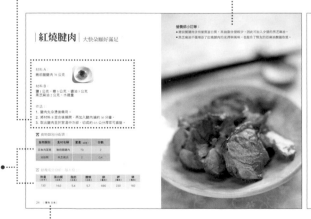

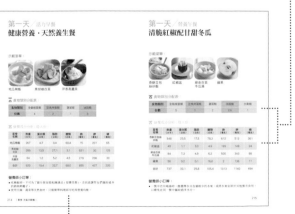

（食譜分類）
方便閱讀的分類

（營養師小叮嚀）
幫助讀者掌握菜肴特色
與注意事項的貼心叮嚀

洗腎飲食原則

攝取足夠的蛋白質與熱量

由於血液透析會流失一些胺基酸及蛋白質，所以蛋白質的需要量比沒有透析時高，每餐應有高生物價的蛋白質，而低生物價的蛋白質應減少食用。

當食物中蛋白質的品質好，量足夠時，即稱為高生物價蛋白質（高生理價蛋白質），這類蛋白質，能被人體有效吸收利用。一般而言，動物性食物多為高生物價蛋白質，高生物價蛋白質如：雞、鴨、魚、肉類、雞蛋、黃豆製品及透析特殊營養食品等；植物性食物則多為品質較差、人體利用率較低的低生物價蛋白質（低生理價蛋白質），如：麵筋製品、紅豆與綠豆等乾豆類，但黃豆及其製品除外。不過蛋白質含量較豐富的動物性食物，通常也含有較多的動物性脂肪，攝取時需特別留意營養的均衡性。

血液透析者若沒有攝取足夠的熱量，身體的組織蛋白質便會迅速分解產生熱量，而大量增加血液中的尿素氮與鉀的含量，使得尿毒症的症狀更加惡化，因此攝取足夠的熱量非常重要，而醣類及脂肪均是熱量的重要來源。
※ 尿素氮：人體蛋白質代謝後的主要最終產物。

控制鈉的攝取

鈉攝取過量會引發體內水分滯留、體重增加，加重水腫、高血壓等症狀，甚至有誘發充血性心衰竭、肺水腫的危險性。但也不必因此過度限制鈉的攝取，因為鈉攝取太少，也會導致低血鈉症的發生。

日常生活中，需避免食用各種加工類、濃縮食品，如酸菜、雪裡紅、蘿蔔乾、臘肉、香腸、速食麵、爆玉米花、洋芋片、海苔醬、沙拉醬、蜜餞、乳酪、罐頭食品等。鹽、醬油、烏醋、味精、味噌等調味用品也須經過計量後，再酌量使用。

烹調時，利用糖、白醋、花椒、五香、八角、胡椒粉、檸檬汁、香菜、蔥、薑、蒜等調味品，即可以在控制鈉的使用下，增加食物的可口性。

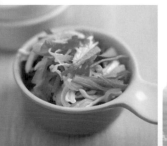
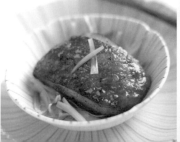
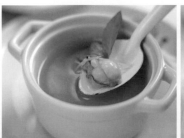
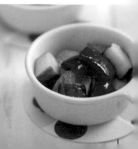

控制鉀的攝取

多數食物均含有鉀，鉀離子太高會引發心律不整，甚至心臟衰竭，因此在飲食攝取上需特別注意，以維持血鉀在正常範圍內。

因鉀離子易溶於水，且普遍存於各類食物中，血鉀過高者可用下列方法減少鉀的攝取量：

- 蔬菜：用滾水燙過後撈起，再以油炒或油拌。避免食用菜湯、精力湯及生菜。
- 水果：禁止食用楊桃，並避免美濃瓜、桃子、奇異果等高鉀水果，以及乾燥水果乾、果汁等，新鮮水果每日以 2 份為宜。
- 肉類：勿食用濃縮湯汁（如肉湯）及肉汁拌飯，並避免生魚片。
- 飲料：避免飲用咖啡、茶、可可、運動飲料等，白開水是最好的選擇。
- 調味品：勿使用以鉀代替鈉的低鈉鹽、健康美味鹽、薄鹽及無鹽醬油，不要養成沾醬料的習慣（如沙茶醬、番茄醬、甜麵醬、豆瓣醬等）。
- 其它：巧克力、雞精、人參精、中草藥、藥膳湯、堅果種子類（花生、瓜子、腰果、松子、核桃、開心果、杏仁、芝麻等）鉀含量高，需注意食用。

控制磷的攝取

腎功能衰退者，因腎臟無法移除過多的磷，也無法藉由透析將磷完全清除，最後經常會引發甲狀腺機能亢進、骨骼病變、皮膚搔癢等併發症。

下列食物磷含量較高，應避免食用：

- 奶類：牛奶、羊奶、優酪乳、優格、乳酪、發酵乳等。
- 內臟類：豬肝、豬心、雞胗等。
- 全穀類：蓮子、薏仁、糙米、燕麥、全麥製品、小麥胚芽等。
- 乾豆類：紅豆、綠豆、黑豆等。
- 堅果種子類：花生、瓜子、腰果、松子、核桃、開心果、杏仁、芝麻等。
- 飲料類：咖啡、可可、奶茶等。
- 其他類：健素糖、酵母粉、卵磷脂、熱狗、香腸、漢堡肉、肉乾（鬆）、火鍋料（魚餃、貢丸等）、洋芋片、布丁、泡芙、巧克力、高鮮味精、咖哩粉、沙茶醬、豆瓣醬等。

除此之外，洗腎者也須特別留意，每週勿食用超過 2 個蛋黃，在使用磷結合劑（降磷劑）時也必須隨餐一起服用，以提高降磷的效果。

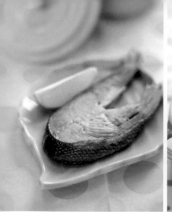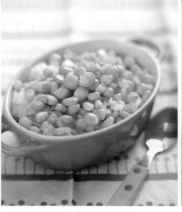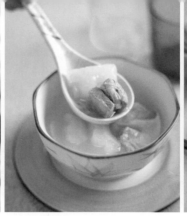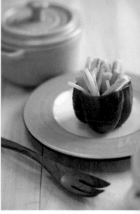

控制液體的攝取

血液透析者要好好控制水分的攝取，每日水分攝取量為平均每日脫水量及尿量加 750 ～ 1000 毫升或兩次透析間體重的增加勿超過 5% 乾體重。
※ 平均每日脫水量及尿量＝（每週透析總脫水量 ÷7）＋每天殘餘尿量。

下列一些小技巧，可以幫助水分攝取的控制：

● 每天早晚量體重，評估水分是否攝取太多，需特別注意食物中隱藏的水分，如：仙草、愛玉、果凍、多汁的水果等含水量很高，不可超量攝取。

● 將一日喝的水，用固定容器裝好，並且將這些水平均分配飲用。

● 透析後因血中廢物降低，滲透壓也較低，通常不太覺得口渴，這時可以少喝點水，等到下次透析前廢物增多，滲透壓增高，比較容易感覺口渴時，才多喝點水。

● 儘量避免醃製及加工製品，味精、鹽、醬油、烏醋等調味用品也須謹慎使用。

● 口含硬糖果、嚼口香糖、擠一點檸檬汁在嘴裏，或含一粒檸檬汁結成的冰塊在口中，讓冰塊慢慢溶化，都可減少口渴的感覺。

● 試著做一些輕度的運動或者找一些事情做，儘可能保持活動狀態，可促進排汗，並減輕一直想喝水的感覺。

食物分類與代換

人體所需的營養素來自於六大類食物，不同種類食物所提供的營養素不盡相同，因此同一大類食物可互相代換，不同種類食物則無法代換，舉個例來說，若平日早餐是 1 碗飯，但如果當日想吃稀飯，可代換成 2 碗稀飯，不可代換為 130 公克的蘋果。每日飲食，也應以未加工的天然食物為優先考量。熟悉食物分類並能靈活代換，即可讓飲食更富彈性選擇與多樣化。

六大類食物分類與食物代換如下：

1. 全穀根莖類（主食類）：下表中各項食物的量大約相當於 1 份
含有醣類及部分蛋白質，是提供熱量最經濟的來源。

食物名	重量 / 份量	食物名	重量 / 份量	食物名	重量 / 份量
白米	20g	玉米	1/3 根	乾米粉	20g
白飯	50g（1/4 碗）	土司	25g（1/2 片）	濕米粉	1/2 碗
稠稀飯	1/2 碗	中型饅頭	30g（1/3 個）	蘿蔔糕	50g
乾麵條	20g	山東饅頭	30g（1/6 個）	地瓜	55g
濕麵條	30g	冬粉	20g（1/2 把）	南瓜	110g
熟麵	1/2 碗	濕米苔目	60g	馬鈴薯	90g

※ g ＝公克

2. 奶類：
含有豐富的鈣質、蛋白質、醣類及脂肪。牛奶、羊奶、初乳、乳酪（常用於吉士漢堡、三明治、披薩、義大利麵等）、優酪乳、養樂多等各種乳製品、乳酸飲料等，含磷量高且人體的吸收率也高，因此本食譜沒有使用奶類。血液透析者若想攝取奶類，建議選用適合透析之特殊營養食品來取代。

3. 豆魚肉蛋類：下表中各項食物的量大約相當於 1 份
含有豐富的蛋白質及脂肪，主要在於修補與建造組織，以維持身體健康。

食物名	重量 / 份量	食物名	重量 / 份量	食物名	重量 / 份量
黃豆	20g	小方豆干	40g	花枝	40g
毛豆	50g	五香豆干	35g	牡蠣	65g
嫩豆腐	140g（1/2 盒）	濕豆腐皮	30g	文蛤	60g
無糖豆漿	260 毫升（1 杯）	油豆腐	55g	去骨去皮的肉類、魚類或家禽類（如雞肉、鴨肉、豬小里肌肉、羊肉、牛腱、魚等）	35g
傳統豆腐	80g（3 格）	草蝦仁	30g	雞蛋	55g（1 個）

※ g ＝公克

4. 蔬菜類：下表中各項食物的量大約相當於 1 份

含有豐富維生素與礦物質，可維持身體機能正常運轉。

食物名	重量 / 份量	食物名	重量 / 份量
生蔬菜 （如高麗菜、青花菜 玉米筍、小白菜、大白菜 竹筍、蘆筍等）	100g	收縮率較低的煮熟蔬菜 （如芥蘭菜、青花菜等）	2/3 碗
收縮率較高的煮熟蔬菜 （如莧菜、地瓜葉等）	1/2 碗		

※100g 的生蔬菜重量，為蔬菜丟掉不吃部份之後的可食重量。　※ g ＝公克

5. 水果類：下表中各項食物的量大約相當於 1 份

含有醣類及豐富的維生素與礦物質。尚未丟掉不吃部分（如水果的果皮、果核等）的重量稱為購買量，若扣除丟掉不吃部分的重量稱為可食量（不包括廢棄重量），以下每份水果的重量是指購買量。

食物名	重量 / 份量	食物名	重量 / 份量	食物名	重量 / 份量
黃西瓜	320g	蓮霧	180g	西洋梨	165g
柳丁	170g	青龍蘋果 或葡萄	130g	水梨	200g
桶柑、椪柑 木瓜或枇杷	190g	五爪蘋果	140g	櫻桃	85g
葡萄柚	250g	富士蘋果	145g	鳳梨	205g
荔枝	185g	粗梨	140g	泰國芭樂	160g

※ g ＝公克

6. 油脂與堅果種子類：下表中各項食物的量大約相當於 1 份

含有豐富脂肪，可增加食物風味與飽足感，也是熱量的主要來源。須留意花生、瓜子、腰果、松子、核桃、開心果、杏仁、芝麻等堅果種子類的鉀與磷含量高，應減量食用。而動物油含有大量會提高血清膽固醇含量的飽和脂肪酸，應儘量避免食用。

食物名	重量 / 份量	食物名	重量 / 份量
各種植物油 （苦茶油、橄欖油、大豆油、 芝麻油、花生油、葵花油等）	5g（1 茶匙）	杏仁果或腰果	5 粒
各種動物油 （豬油、牛油、雞油等）	5g（1 茶匙）	開心果	10 粒
花生仁	8g（10 粒）	黑（白）芝麻	8g（2 茶匙）
瓜子、南瓜子或葵瓜子	1 湯匙	核桃仁	7g（2 粒）

※ g ＝公克

認識脂肪，健康用油

脂肪酸的作用

脂肪中的脂肪酸依照飽和度可分為飽和脂肪酸及不飽和脂肪酸，而不飽和脂肪酸包含單元不飽和脂肪酸與多元不飽和脂肪酸。

單元與多元不飽和脂肪酸對人體血中的三酸甘油酯、總膽固醇以及低密度脂蛋白膽固醇（壞膽固醇）含量有降低的效果，相對之下，會讓這些物質含量提升的飽和脂肪酸，就不利於人體健康了。多元不飽和脂肪酸也有抑制體內血栓形成的功能，可降低心血管疾病的罹患率，預防心血管疾病發生。而單元不飽和脂肪酸則有抗氧化劑的特質，能保護動脈。

脂肪中的某些脂肪酸僅存於食物中，人體無法製造，若攝取不足，會產生缺乏症，此種脂肪酸即稱為必需脂肪酸。嚴格來說，只有多元不飽和脂肪酸中的亞麻油酸與次亞麻油酸才算必需脂肪酸。

雖然單元與多元不飽和脂肪酸對心血管具保護作用與其他好處，但仍須控制脂肪之總攝取量，以免攝取過多熱量，而造成健康危害。

※ 必需脂肪酸的缺乏症：缺乏必需脂肪酸會影響身體代謝，表現為上皮細胞功能異常、濕疹樣皮膚炎、皮膚角化不全、創傷癒合不良、對疾病抵抗力減弱、心肌收縮力降低、血小板聚集能力增強、生長停滯等。

慎選油品種類

因動物性食物已含有許多動物油脂，而植物油的飽和脂肪酸含量較低，因此烹調以採用植物油較佳，但棕櫚油與椰子油例外，因為這兩種油和動物油脂一樣，含有相當高的飽和脂肪酸，如果需要油炸時，最好在炸過一遍並過濾殘渣後，即拿來炒菜。

油脂種類	市面上油脂舉例	適合烹調方式
含較高量多元不飽和脂肪酸的油	大豆油、葵花油、紅花籽油玉米油、葡萄籽油、芝麻油	有助於降低血脂肪，建議用於涼拌、炒。
含較高量單元不飽和脂肪酸的油	橄欖油、苦茶油、芥花油花生油	能提升體內好的膽固醇，有助於降低血脂肪，建議用於小火短時間油炸、煎、炒、涼拌。
含高量飽和脂肪酸的油	豬油、牛油、奶油棕櫚油、椰子油	會增加心血管疾病發生的風險，建議減少使用。

Part 2

洗腎食譜

安心享受健康美食

▶

一、主食 & 水果

葷素皆宜的餐桌必備款

香Q爽口的白米,搭配南瓜、地瓜及玉米,不僅增添了許多營養素,明亮的色澤也讓人食慾大開,迫不及待的想吃上一口;酸酸甜甜的柳丁、消暑的西瓜、鮮甜飽滿的水梨⋯⋯,營養師推薦你安心無虞的健康水果,並附上貼心小叮嚀,讓洗腎朋友也能開心的享受水果的香甜好滋味!

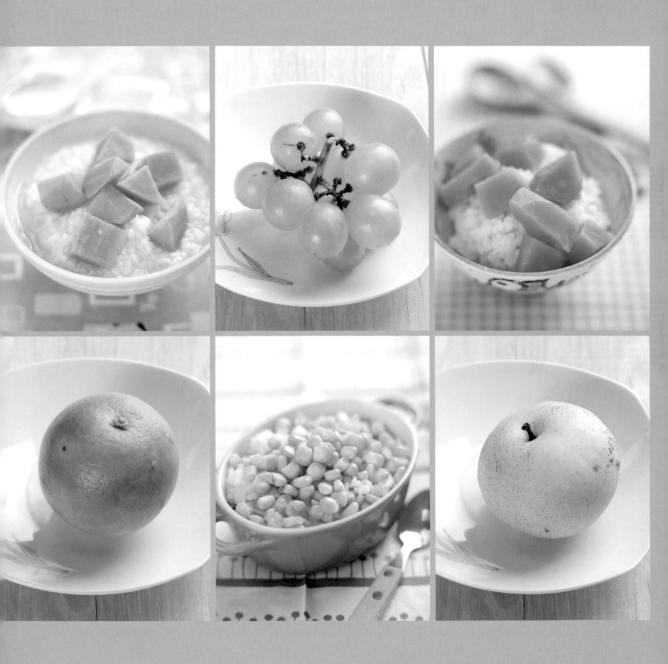

| 白飯 |

美味從白飯開始！

材料 A：
白米 100 公克

材料 B：
水適量

作法：
1. 白米洗淨後瀝乾備用。
2. 加水，放入電鍋煮至開關跳起，再燜約 5 ～ 10 分鐘即可。

🔻 食物類別分配表：

食物類別	食材名稱	重量（公克）	份數
全穀根莖類	白米	100	5

🔻 營養成分分析（每人份）：

熱量（大卡）	蛋白質（公克）	脂肪（公克）	醣類（公克）	鈉（毫克）	鉀（毫克）	磷（毫克）
352	7.0	0.6	78.0	2	81	76

營養師小叮嚀：

- 香噴噴的白飯是醣類的主要來源，1 碗白飯等於 4 份全穀根莖類，所以 5 份的全穀根莖類相當於 1 又 1/4 碗飯。

地瓜稀飯

品嘗微甜的幸福滋味

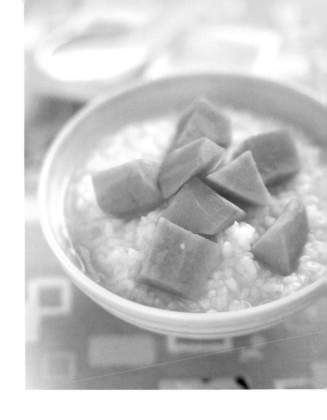

材料 A：
地瓜 55 公克、白米 60 公克

材料 B：
水適量

作法：

1. 分別將地瓜去皮切小塊、白米洗淨後瀝乾備用。
2. 將洗淨的地瓜和白米混合，加水，煮至米心與地瓜皆變軟即可。

食物類別分配表：

食物類別	食材名稱	重量（公克）	份數
全穀根莖類	白米	60	3
	地瓜	55	1

營養成分分析（每人份）：

熱量（大卡）	蛋白質（公克）	脂肪（公克）	醣類（公克）	鈉（毫克）	鉀（毫克）	磷（毫克）
267	4.7	0.4	60.4	15	201	65

營養師小叮嚀：

- 地瓜的鉀離子含量稍高，但富含 β - 胡蘿蔔素及膳食纖維。
- 地瓜稀飯口感佳，又有促進排便的效果。
- 盛裝稀飯時儘量瀝乾一點，以減少水分與鉀離子的攝取。
- 市面上的地瓜品種很多，有黃色、橙色、紫色等。煮一鍋色彩繽紛的地瓜粥，有促進食慾的作用。

玉米飯

香甜爽口助消化

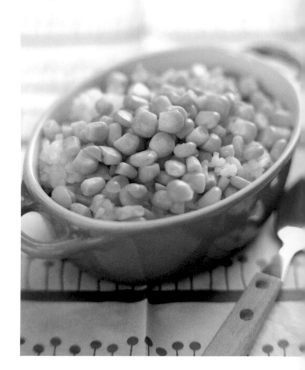

材料 A：
新鮮玉米粒 65 公克、白米 80 公克

材料 B：
水適量

作法：

1. 白米洗淨瀝乾後備用。
2. 將玉米和白米混合，加入適量的水，放入電鍋中一起煮至開關跳起，再燜約 5 ～ 10 分鐘即可。

🍚 食物類別分配表：

食物類別	食材名稱	重量（公克）	份數
全穀根莖類	白米	80	4
	新鮮玉米粒	65	1

🍚 營養成分分析（每人份）：

熱量 （大卡）	蛋白質 （公克）	脂肪 （公克）	醣類 （公克）	鈉 （毫克）	鉀 （毫克）	磷 （毫克）
348	7.9	2.2	74.4	3	235	119

營養師小叮嚀：

- 玉米所含的鉀離子較高，血鉀過高者可先將玉米燙過後再烹煮，以減少鉀離子的含量。
- 玉米和白飯都屬於全穀根莖類，但玉米的膳食纖維量比白飯高，能促進腸道蠕動並幫助排便，對於有便秘困擾的人而言是很好的食材。

白稀飯

清甜的極簡好味

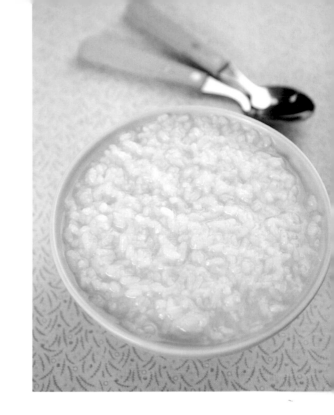

材料 A：
白米 80 公克

材料 B：
水適量

作法：
1. 白米洗淨瀝乾後備用。
2. 加水，煮至米心變軟即可。

⚖ 食物類別分配表：

食物類別	食材名稱	重量（公克）	份數
全穀根莖類	白米	80	4

⚖ 營養成分分析（每人份）：

熱量（大卡）	蛋白質（公克）	脂肪（公克）	醣類（公克）	鈉（毫克）	鉀（毫克）	磷（毫克）
282	5.5	0.5	62.4	2	65	61

營養師小叮嚀：
- 2 碗稀飯即為 4 份的全穀根莖類。
- 烹煮時水分不宜太多，儘量煮濃稠些，以利水分的控制。

地瓜飯

輕鬆料理，健康吃

材料 A：
地瓜 55 公克、白米 80 公克

材料 B：
水適量

作法：

1. 將地瓜去皮切小塊，汆燙備用。
2. 白米洗淨瀝乾後備用。
3. 將汆燙過的地瓜和洗淨後的白米混合，加水，放入電鍋中一起煮至開關跳起，再燜約 5 ～ 10 分鐘即可。

食物類別分配表：

食物類別	食材名稱	重量（公克）	份數
全穀根莖類	白米	80	4
	地瓜	55	1

營養成分分析（每人份）：

熱量（大卡）	蛋白質（公克）	脂肪（公克）	醣類（公克）	鈉（毫克）	鉀（毫克）	磷（毫克）
338	6.1	0.6	76.0	29	217	80

營養師小叮嚀：

- 地瓜和白飯都屬於全穀根莖類，白飯中加入地瓜，不僅能增加營養，也讓顏色更漂亮了。
- 地瓜的鉀離子含量較高，血鉀過高者，可將地瓜先汆燙再煮，以減少鉀離子含量。

南瓜飯

軟綿香甜好滋味！

材料 A：
南瓜 55 公克、白米 70 公克

材料 B：
水適量

作法：

1. 將南瓜去皮切小塊，汆燙後備用。
2. 白米洗淨瀝乾後備用。
3. 將汆燙過的南瓜和洗淨的白米混合，加水，放入電鍋中一起煮至開關跳起，再燜約 5 ～ 10 分鐘即可。

食物類別分配表：

食物類別	食材名稱	重量（公克）	份數
全穀根莖類	白米	70	3.5
	南瓜	55	0.5

營養成分分析（每人份）：

熱量（大卡）	蛋白質（公克）	脂肪（公克）	醣類（公克）	鈉（毫克）	鉀（毫克）	磷（毫克）
283	5.9	0.5	63.5	2	295	80

營養師小叮嚀：

- 南瓜和白飯都屬於全穀根莖類，但南瓜所含的 β - 胡蘿蔔素、維生素 C、膳食纖維等營養素較白飯多。
- 南瓜鉀離子含量較高，血鉀過高者，應先將南瓜切小塊後汆燙再煮，以減少鉀離子的含量。

木瓜 香甜營養助排便

份量：

木瓜 190 公克（1 份）

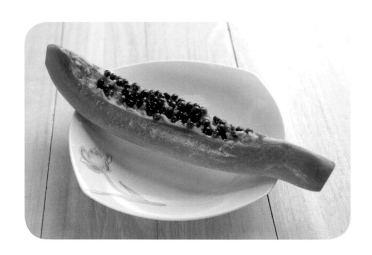

選購小技巧

1. 挑木瓜較簡單，只要表皮光滑，外觀好看即可，有些品種的木瓜下半部有凹溝狀（如台農木瓜），當凹溝轉黃時最適合食用。

2. 果蒂周圍轉為黃色，以手輕按已變軟，即代表適合食用。

3. 觀察外皮是否有一層果粉，果粉均勻的木瓜較佳、較新鮮。

4. 購買木瓜時，千萬不要用力去按壓或者是拍打，因為木瓜很容易受傷留下痕跡。

🔲 營養成分分析（每人份）：

熱量 （大卡）	蛋白質 （公克）	脂肪 （公克）	醣類 （公克）	鈉 （毫克）	鉀 （毫克）	磷 （毫克）
44	0.6	0.1	12.1	4	241	12

營養師小叮嚀：

■ 每 1 份木瓜的購買量為 190 公克，可食量為 120 公克。

■ 木瓜含有豐富的維生素 A、維生素 B、維生素 C 等營養素，同時也富含能夠幫助消化的木瓜酵素，對於便秘者是不錯的選擇。

黃西瓜 | 清甜多汁最消暑

份量：

黃西瓜 320 公克（1 份）

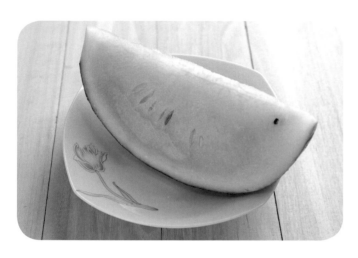

選購小技巧

1. 西瓜的頭尾兩端大小要一致、瓜頭果梗彎曲、瓜蒂略凹者成熟度較佳。

2. 瓜皮的顏色呈綠亮者，風味更好，底部愈黃愈美味。

3. 直條斑紋間隔夠寬，橫斑紋夠密，即表示西瓜生長狀況良好，成熟度足夠。

4. 西瓜果臍窄小緊縮者，其甜度與口感較佳。

5. 可先以一隻手握住瓜尾，另一隻手輕拍西瓜腰部，聽敲擊聲辨別西瓜的好壞，若聲音沉悶且有震動感，表示西瓜已成熟，水分充足。

營養成分分析（每人份）：

熱量 （大卡）	蛋白質 （公克）	脂肪 （公克）	醣類 （公克）	鈉 （毫克）	鉀 （毫克）	磷 （毫克）
66	1.6	0.2	16.8	4	183	18

營養師小叮嚀：

- 每 1 份黃西瓜的購買量為 320 公克，可食量為 195 公克。
- 黃西瓜的鉀含量並不高，但含水量高，西瓜的可食量每 100 公克含約 90.2 公克的水分（90.2 毫升），也就是每份西瓜約含 176 毫升水分，需要限制水分攝取者，宜酌量食用。

水梨 清脆甘甜最爽口

份量：

水梨 200 公克（1 份）

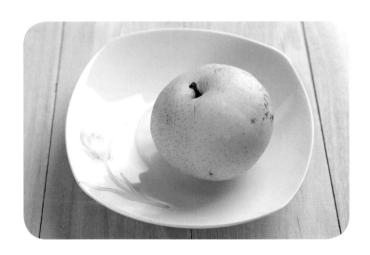

選購小技巧

1. 宜選擇果實勻稱圓美者。
2. 果頂臍部附近肥厚。
3. 果皮完整，並表現出品種特有的色澤及香氣。
4. 有重量及硬度感者，為最佳選擇。

營養成分分析（每人份）：

熱量 （大卡）	蛋白質 （公克）	脂肪 （公克）	醣類 （公克）	鈉 （毫克）	鉀 （毫克）	磷 （毫克）
59	0.6	0.3	16.1	9	173	17

營養師小叮嚀：

■ 每 1 份水梨的購買量為 200 公克，可食量為 150 公克。
■ 水梨的鉀含量較低，適合血鉀過高者食用。

柳丁 | 維生素 C 的補給站

份量：

柳丁 170 公克（1 份）

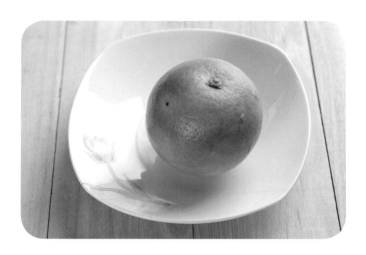

選購小技巧

1. 選擇大小適中，果皮呈鵝黃色者，愈成熟、愈好吃。
2. 圓頂處有一圓圈者較甜。
3. 簡易選購方法為以手握柳丁，彈性好者為佳。

營養成分分析（每人份）：

熱量 （大卡）	蛋白質 （公克）	脂肪 （公克）	醣類 （公克）	鈉 （毫克）	鉀 （毫克）	磷 （毫克）
55	1.1	0.3	15.0	4	194	29

營養師小叮嚀：

■ 每 1 份柳丁的購買量為 170 公克，可食量為 130 公克。
■ 柳丁的鉀含量不高，且富含維生素 C 與膳食纖維。

葡萄 | 益腎養眼酸甜味

份量：
葡萄 130 公克（1 份）

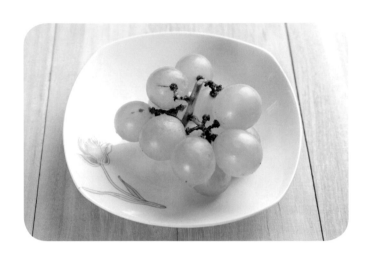

選購小技巧

1. 葡萄的果穗形狀完整，果實大小宜均勻且飽滿，平均每穗重約 300 ～ 450 公克，約含 30 ～ 35 粒果實。
2. 果實著色宜均勻一致，果梗與果實的接處完全著色。
3. 果粉均勻完全，沒有藥斑附著。
4. 選擇果實完全成熟且具有淡淡的果香味，果實沒有脫粒、軟化及裂果情形的為佳。

營養成分分析（每人份）：

熱量 （大卡）	蛋白質 （公克）	脂肪 （公克）	醣類 （公克）	鈉 （毫克）	鉀 （毫克）	磷 （毫克）
60	0.5	0.2	16.1	4	158	21

營養師小叮嚀：

- 每 1 份葡萄的購買量為 130 公克，可食量為 105 公克。
- 葡萄的鉀含量低，且含有豐富的維生素 A。

蘋果 | 一天一蘋果，醫生遠離我

份量：

蘋果 130 公克（1 份）

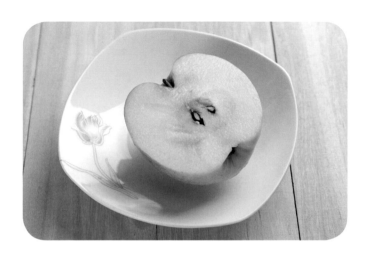

選購小技巧

1. 外表光滑有光澤，顏色鮮艷為佳。

2. 外型最好渾圓且沒有壓傷或凹痕。

3. 重量重的水分較多。

4. 挑選時千萬不要用指甲壓，可輕彈以聲音辨別，若聲音響脆的表示
   比較新鮮。

5. 拿起來聞一聞，味道愈香愈好。

營養成分分析（每人份）：

熱量 （大卡）	蛋白質 （公克）	脂肪 （公克）	醣類 （公克）	鈉 （毫克）	鉀 （毫克）	磷 （毫克）
56	0.2	0.1	16.0	2	136	11

營養師小叮嚀：

- 每 1 份青龍蘋果的購買量為 130 公克，可食量為 115 公克。
- 蘋果所含的水分與鉀離子量均不高，適合需限鉀與限水者食用。

二、葷食

補充身體的能量

無論是香噴噴的奢華牛排、濃郁的紅燒牛腩、懷舊的肉醬乾拌
麵、鮮甜的蚵仔湯⋯⋯，照著食譜做做看，美饌佳肴輕鬆上桌！

┃主菜┃ 看得到、吃得到的美味

紅燒腱肉、荷葉排骨、嫩煎牛排、蔥燒雞排……光聽菜名，口水就快流下來了！經過營養師們的精心設計，這些菜色再也不是腎友們看得到、吃不到的魔鬼誘惑了！而是能夠放心吃下肚的人間美味！

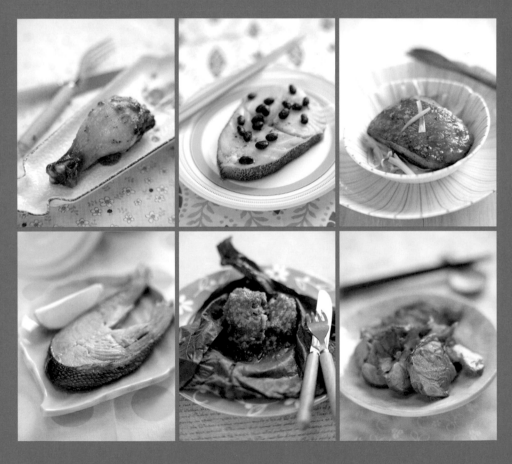

紅燒腱肉 | 大快朵頤好滿足

材料 A：
豬前腿腱肉 70 公克

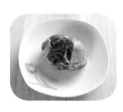

材料 B：
鹽 1 公克、糖 5 公克 、醬油 5 公克
黑芝麻油 2 公克、水適量

作法：

1. 腱肉汆燙後備用。
2. 將材料 B 混合後先燒開，再加入腱肉燒約 30 分鐘。
3. 取出腱肉置於室溫中冷卻，切成約 0.5 公分厚即可盛盤。

食物類別分配表：

食物類別	食材名稱	重量（公克）	份數
豆魚肉蛋類	豬前腿腱肉	70	2
油脂類	黑芝麻油	2	0.4

營養成分分析（每人份）：

熱量（大卡）	蛋白質（公克）	脂肪（公克）	醣類（公克）	鈉（毫克）	鉀（毫克）	磷（毫克）
130	14.0	5.4	5.7	690	230	160

營養師小叮嚀：

- 豬前腿腱肉含有優質蛋白質，其油脂含量較少，因此可加入少量的芝麻油，以幫助腎友攝取所需熱量。

- 黑芝麻油不僅增添了紅燒腱肉的光澤與風味，也提升了腎友的亞麻油酸攝取量。

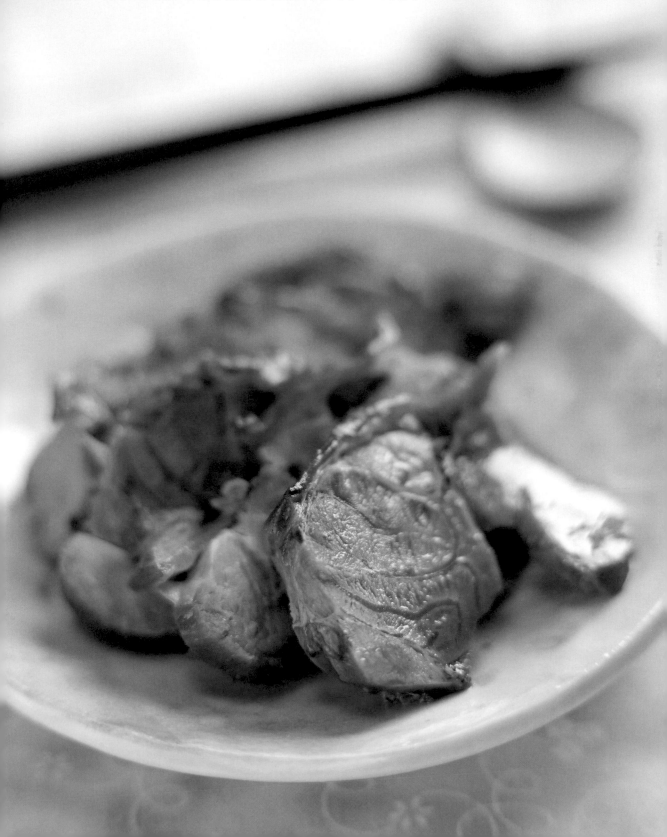

荷葉排骨 | 香氣撲鼻，質嫩爽口

材料 A：

帶骨豬小排 105 公克、乾荷葉 1 張

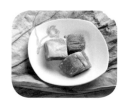

材料 B：

糖 5 公克、醬油 5 公克、太白粉 3 公克
粉蒸粉 6 公克

作法：

1. 帶骨豬小排以材料 B 醃至少 30 分鐘。
2. 取荷葉包裹醃過的豬小排。
3. 以中火蒸約 1 小時即可。

食物類別分配表：

食物類別	食材名稱	重量（公克）	份數
豆魚肉蛋類	帶骨豬小排	105	2

營養成分分析（每人份）：

熱量 （大卡）	蛋白質 （公克）	脂肪 （公克）	醣類 （公克）	鈉 （毫克）	鉀 （毫克）	磷 （毫克）
247	14.7	17.6	6.7	307	247	135

營養師小叮嚀：

■ 帶骨豬小排的油脂含量較高，可用蒸的方式減少菜肴用油量。

■ 蒸約 1 小時以上，可讓豬小排的肉質更軟嫩，以荷葉包裹，更可增添風味。

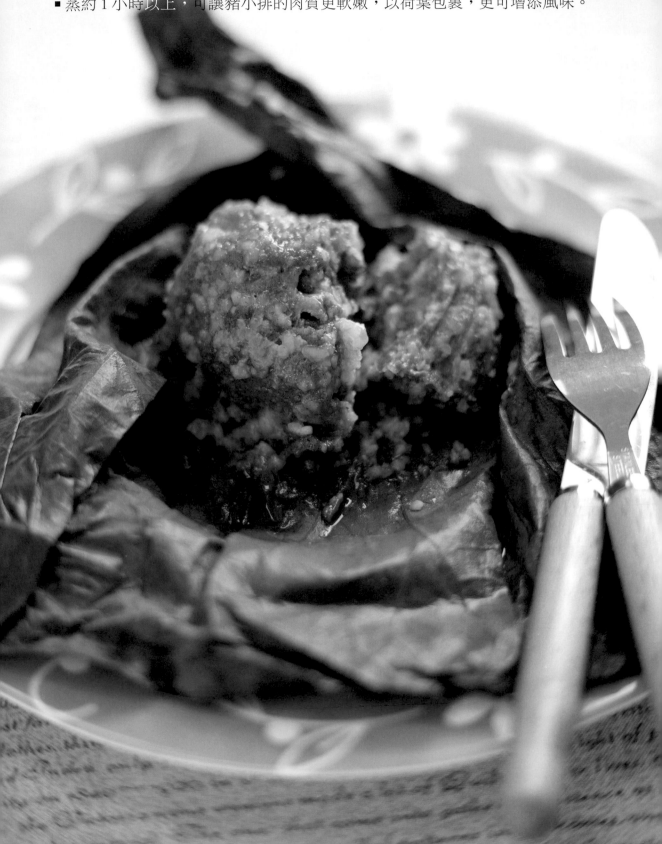

鐵板牛柳 | 百吃不厭的經典菜

材料 A：
牛肉絲 70 公克、芥藍菜 20 公克

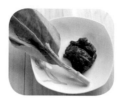

材料 B：
橄欖油 5 公克、糖 2.5 公克、醬油 5 公克
太白粉適量

作法：
1. 水煮滾後加入芥藍菜燙熟備用。
2. 牛肉絲加入醬油、糖，再加入少許太白粉抓勻後，醃約 10 分鐘。
3. 熱鍋，加入橄欖油後，放入牛肉絲快速拌炒。
4. 將牛肉絲盛盤於燙熟的芥藍菜上即可。

📛 食物類別分配表：

食物類別	食材名稱	重量（公克）	份數
豆魚肉蛋類	牛肉絲（牛後腿肉）	70	2
蔬菜類	芥藍菜	20	0.2
油脂類	橄欖油	5	1

📛 營養成分分析（每人份）：

熱量（大卡）	蛋白質（公克）	脂肪（公克）	醣類（公克）	鈉（毫克）	鉀（毫克）	磷（毫克）
154	14.6	8.1	8.1	312	375	163

營養師小叮嚀：

■ 鐵板牛柳建議選用牛後腿肉，脂肪含量較少。

■ 牛肉富含蛋白質、鋅與鐵，鐵質是造血的元素，腎友常有貧血問題，可以適量攝取牛肉來補充鐵質，若能在飯後再攝取 1 份富含維生素 C 的水果，還可以幫助鐵質吸收喔！

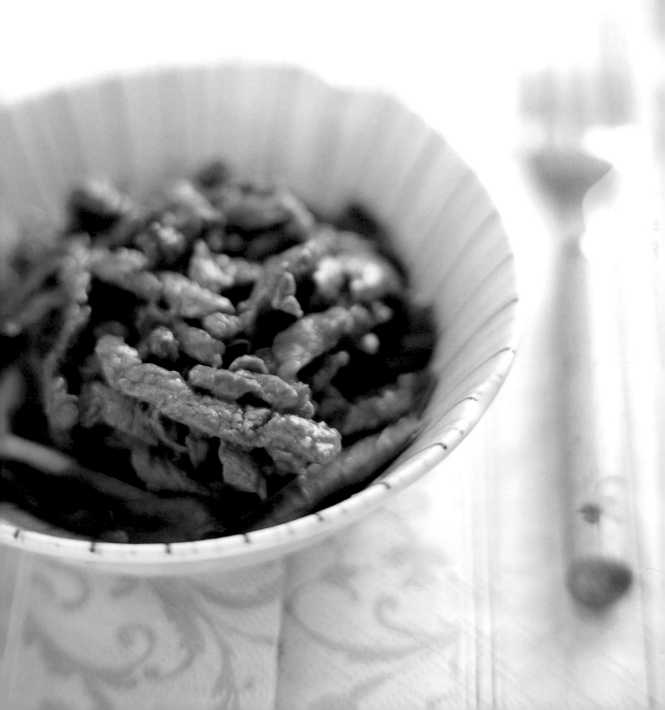

嫩煎牛排 | 豪華的人氣美饌

材料 A：
菲力牛排 70 公克

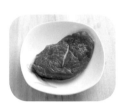

材料 B：

橄欖油 5 公克、蒜頭 1 公克、醬油 5 公克
鹽 0.5 公克、黑胡椒粉 1 公克

作法：

1. 菲力牛排以蒜頭和醬油醃約 30 分鐘備用。

2. 鹽及黑胡椒粉混合，調製成黑胡椒鹽備用。

3. 熱鍋，開小火，以橄欖油將牛排煎至熟，將黑胡椒鹽撒在牛排上即可。

食物類別分配表：

食物類別	食材名稱	重量（公克）	份數
豆魚肉蛋類	菲力牛排	70	2
油脂類	橄欖油	5	1

營養成分分析（每人份）：

熱量 （大卡）	蛋白質 （公克）	脂肪 （公克）	醣類 （公克）	鈉 （毫克）	鉀 （毫克）	磷 （毫克）
182	15.0	12.6	1.8	479	293	122

營養師小叮嚀：

- 菲力牛排是牛肉中最嫩的部位，不僅富含蛋白質，還含有豐富的鐵質及維生素 B12，蛋白質、鐵質及維生素 B12 有利於紅血球的生成，可改善貧血現象。

- 菲力牛排亦含有較多的鋅，鋅對於食慾不振或味覺變差者具有改善作用，對促進食慾很有幫助。

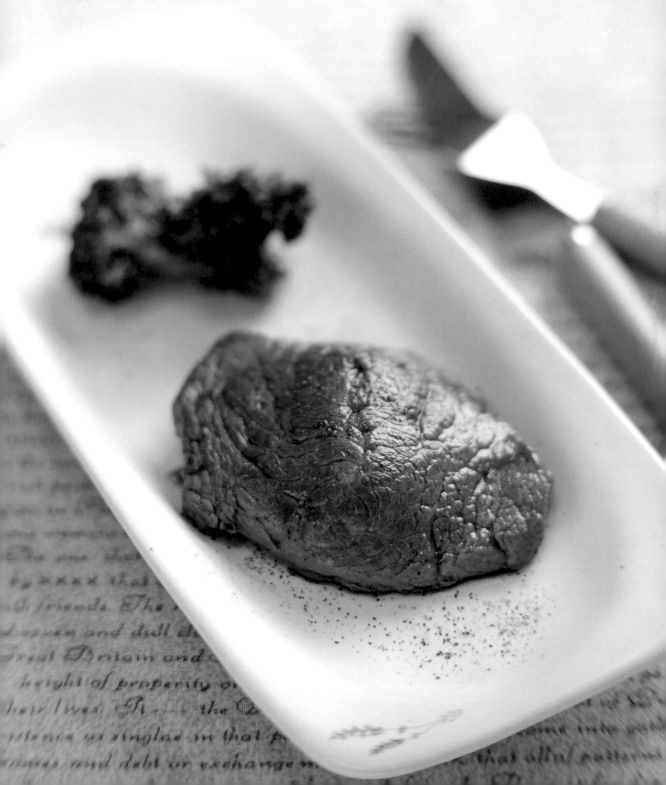

蒜香烤雞腿 | 濃厚蒜香好開胃

材料 A：
帶骨雞腿 1 支（105 公克）

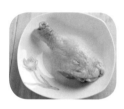

材料 B：
蒜頭 2 瓣、鹽 0.5 公克、糖 3 公克、醬油 5 公克

作法：
1. 取帶骨雞腿 1 支，加入材料 B 醃 30 分鐘以上。
2. 放入已預熱至約 90℃ 的烤箱中，烤約 30 分鐘至熟即可。

食物類別分配表：

食物類別	食材名稱	重量（公克）	份數
豆魚肉蛋類	帶骨雞腿	105	2

營養成分分析（每人份）：

熱量（大卡）	蛋白質（公克）	脂肪（公克）	醣類（公克）	鈉（毫克）	鉀（毫克）	磷（毫克）
152	14.3	7.9	5.4	497	205	122

營養師小叮嚀：

- 雞腿含有優質蛋白質。
- 血脂肪偏高者，可將雞腿去皮後再食用。
- 利用蒜頭醃雞腿至入味後再烤，風味更佳。

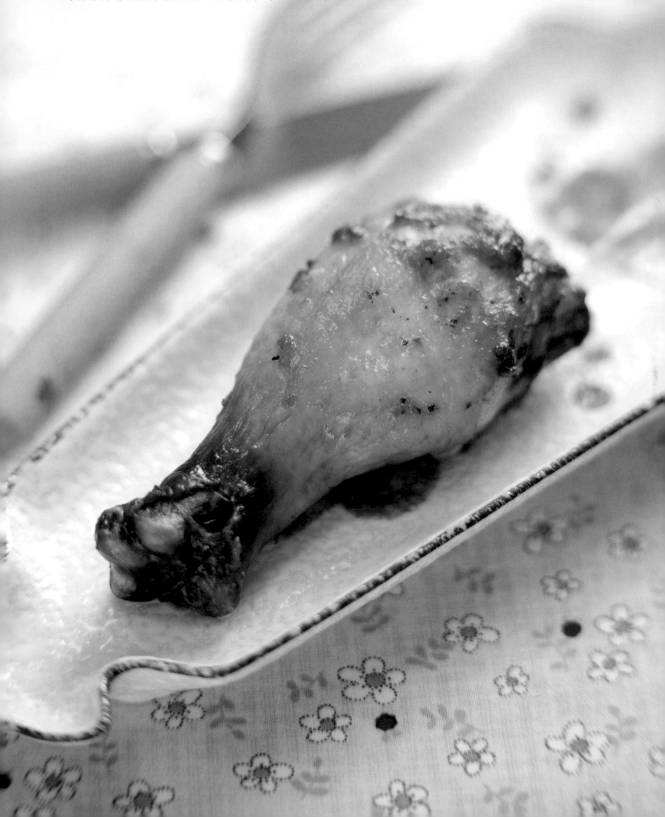

蔥燒雞排 | 皮脆肉嫩的迷人滋味

材料 A：

帶骨雞排 1 片（145 公克）、青蔥段 10 公克

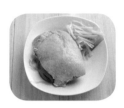

材料 B：

鹽 0.5 公克、糖 3 公克、醬油 5 公克
香油 2 公克、水少許

作法：

1. 雞排帶皮的那一面朝下放入冷鍋中，以小火煎至逼出雞油，再轉中火，把兩面煎至金黃色。
2. 加入鹽、糖、醬油及少許水於雞排中，以小火一起燒煮。
3. 最後加入香油、青蔥段，大火拌炒一下即可。

食物類別分配表：

食物類別	食材名稱	重量（公克）	份數
豆魚肉蛋類	帶骨雞排	145	2
油脂類	香油	2	0.4

營養成分分析（每人份）：

熱量（大卡）	蛋白質（公克）	脂肪（公克）	醣類（公克）	鈉（毫克）	鉀（毫克）	磷（毫克）
182	14.2	11.8	4.3	319	299	141

營養師小叮嚀：

■ 蔥、薑、蒜頭等天然的辛香料，不但可以減少鹽分(鈉)的使用量，還可以增添食物的美味。

■ 雞肉屬於白肉，含有優質的蛋白質，容易消化吸收。

■ 本道菜肴的脂肪量，主要來自雞肉所含的不飽和脂肪酸。

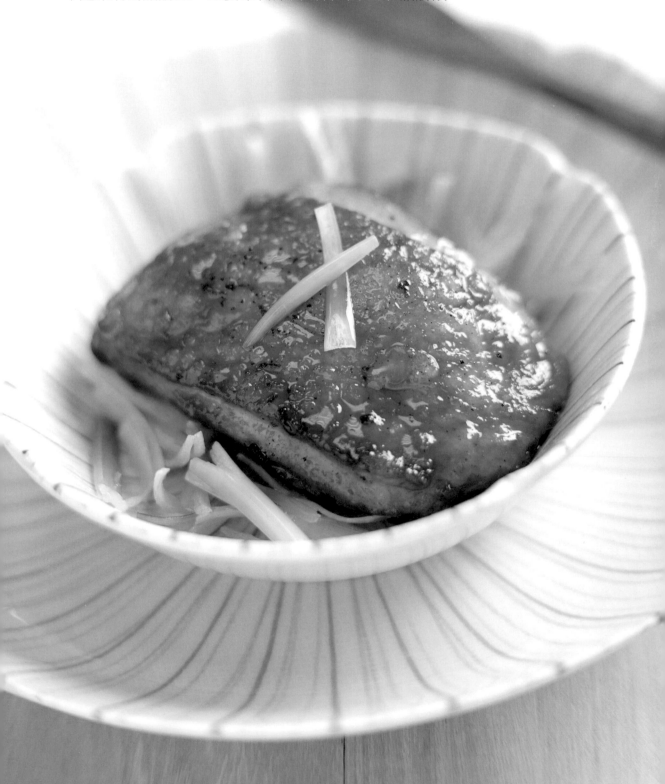

椒鹽檸檬煎鮭魚 | 軟嫩鮮美好下飯

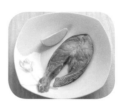

材料 A：

鮭魚 70 公克、檸檬 1 小片（汁約 2 公克）

材料 B：

橄欖油 5 公克、鹽 0.5 公克
黑胡椒粉 1 公克

作法：

1. 鹽與黑胡椒粉混合，調製成黑胡椒鹽備用。
2. 熱鍋，以橄欖油將鮭魚兩面煎熟，盛盤。
3. 將檸檬擠汁於鮭魚上，再撒上黑胡椒鹽即可。

🍴 食物類別分配表：

食物類別	食材名稱	重量（公克）	份數
豆魚肉蛋類	鮭魚	70	2
油脂類	橄欖油	5	1
水果類	檸檬汁	2	-

※「-」表示量少，忽略不計。

🍴 營養成分分析（每人份）：

熱量（大卡）	蛋白質（公克）	脂肪（公克）	醣類（公克）	鈉（毫克）	鉀（毫克）	磷（毫克）
203	14.3	15.5	0.8	227	250	160

營養師小叮嚀：

■ 鮭魚富含蛋白質與脂肪，油煎時，只需少量油即可，如此不僅可減少烹調用油，同時也可將鮭魚所含的油脂逼出，降低菜肴的脂肪含量。

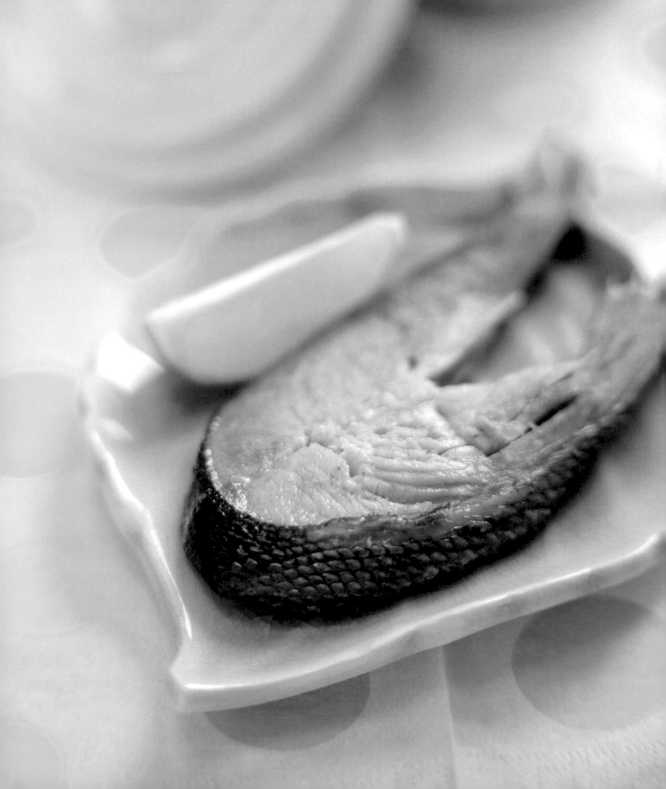

烤鱈魚 | 清嫩甜美不油膩

材料 A：
帶骨鱈魚 130 公克

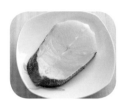

材料 B：
豆豉 1 公克 (約 5 顆)、醬油 3 公克、糖 2 公克

作法：
1. 豆豉對半縱切，備用。
2. 鱈魚以豆豉、醬油、糖先醃 15 分鐘後，翻面，再醃 15 分鐘。
3. 放入已預熱至約 90℃ 的烤箱中，烤約 15 分鐘。

食物類別分配表：

食物類別	食材名稱	重量 (公克)	份數
豆魚肉蛋類	帶骨鱈魚	130	2

營養成分分析 (每人份)：

熱量 （大卡）	蛋白質 （公克）	脂肪 （公克）	醣類 （公克）	鈉 （毫克）	鉀 （毫克）	磷 （毫克）
210	13.5	15.7	3.8	272	323	152

營養師小叮嚀：

■ 鱈魚的油脂含量較高，用烤的方式可以減少菜肴的用油量。

■ 豆豉雖具有特殊風味，但鈉含量很高，需儘量減少用量，淺嘗即止。

■ 將豆豉對半切，醃漬時，較容易讓菜肴入味。

■ 圖片中的豆豉是沒有經過對半切與醃漬鱈魚程序的用量，實際用量以食譜建議為準，照著食譜做，即可大幅減少豆豉用量，且不減美味。

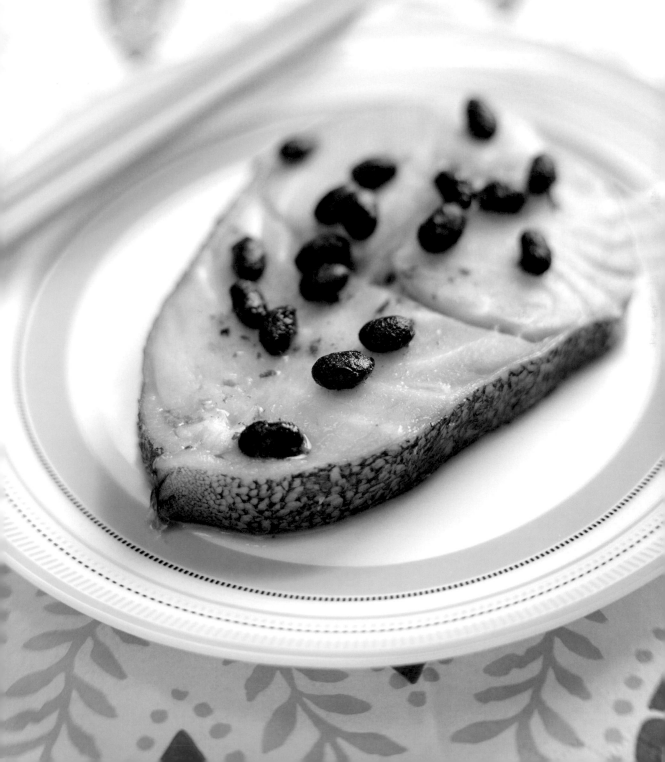

糖醋魚丁 | 酸甜好吃超下飯

材料 A：

鯛魚肉 70 公克、洋蔥 20 公克

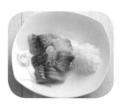

材料 B：

橄欖油 5 公克、鹽 0.5 公克、糖 5 公克、醬油 5 公克
地瓜粉 5 公克、白醋少許、水少許、紅椒 2 公克

作法：

1. 洋蔥與紅椒切末備用。
2. 鯛魚切丁、抹鹽，再以地瓜粉拌勻備用。
3. 熱鍋，倒入約一半量（2.5 公克）的橄欖油，以小火將鯛魚兩面煎至金黃色，盛盤。
4. 將剩餘的橄欖油倒入鍋中，放入洋蔥及紅椒爆香後，再加入水、糖及醬油煮至滾，最後加入白醋即成糖醋汁。
5. 將糖醋汁淋在鯛魚上即可。

食物類別分配表：

食物類別	食材名稱	重量（公克）	份數
豆魚肉蛋類	鯛魚肉	70	2
蔬菜類	洋蔥、紅椒	22	0.2
油脂類	橄欖油	5	1

營養成分分析（每人份）：

熱量（大卡）	蛋白質（公克）	脂肪（公克）	醣類（公克）	鈉（毫克）	鉀（毫克）	磷（毫克）
166	13.3	7.4	12.0	494	258	129

營養師小叮嚀：

■ 鯛魚質地柔軟，蛋白質含量豐富，易於吸收。

■ 糖醋的料理方式，可增進食物美味，但最好不要以剩餘的糖醋汁拌飯吃，以免鈉、鉀的攝取量過高。

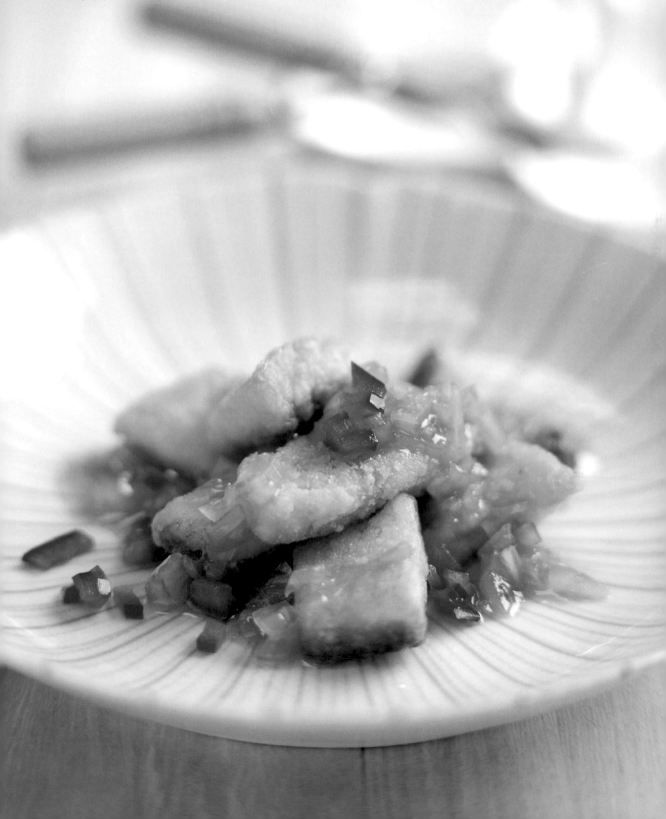

副菜&蔬菜 與白飯最契合的搭檔！

紅燒牛腩、番茄炒蛋、魚香茄子、涼拌雞絲……，每一道菜的味道，
都跟白飯超搭，令人情不自禁的愛上這股絕妙好味；香氣撲鼻的蒜醬
地瓜葉、清甜的香菇燜葫蘆、好吃的開陽絲瓜……誰說腎友只能吃清
淡無味的燙青菜！營養師教你用簡單作法，烹調出色、香、味俱全的
蔬菜料理，讓你的嘴巴不無聊！

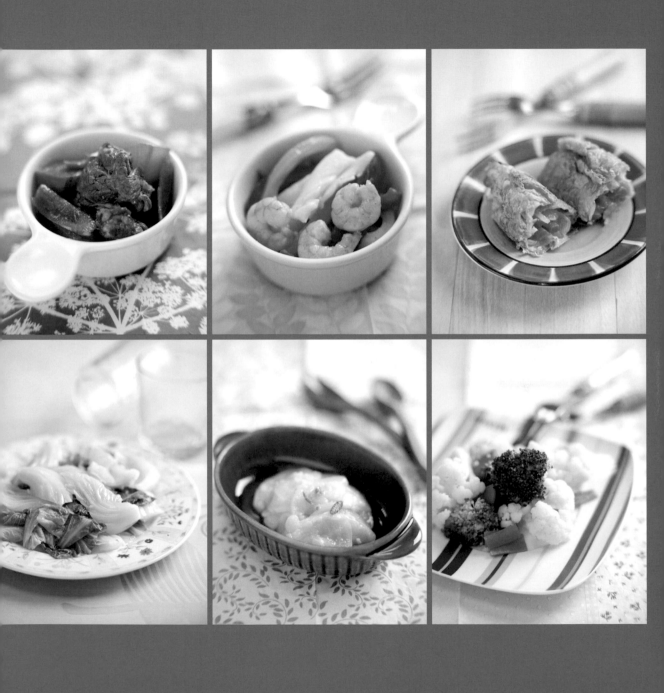

苦瓜燜雞 | 清熱降火不油膩

材料 A：
帶骨雞腿丁 50 公克、苦瓜塊 50 公克

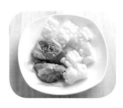

材料 B：
蒜頭 1 瓣（約 3 公克）、老薑片 5 公克、醬油 5 公克
糖 5 公克、水少量

作法：

1. 雞腿丁汆燙後備用。
2. 鍋內加水、材料 B、雞腿丁、苦瓜塊一起煮滾後，改以小火燜煮至雞腿丁與苦瓜變軟、收汁即可。

🍳 食物類別分配表：

食物類別	食材名稱	重量（公克）	份數
豆魚肉蛋類	帶骨雞腿丁	50	1
蔬菜類	苦瓜	50	0.5

🍳 營養成分分析（每人份）：

熱量（大卡）	蛋白質（公克）	脂肪（公克）	醣類（公克）	鈉（毫克）	鉀（毫克）	磷（毫克）
100	7.7	4.0	9.0	277	231	79

營養師小叮嚀：

■ 蒜、薑、醬油、糖可降低苦瓜的苦味，苦瓜則可增加雞肉的風味，使味道
  爽口不油膩。

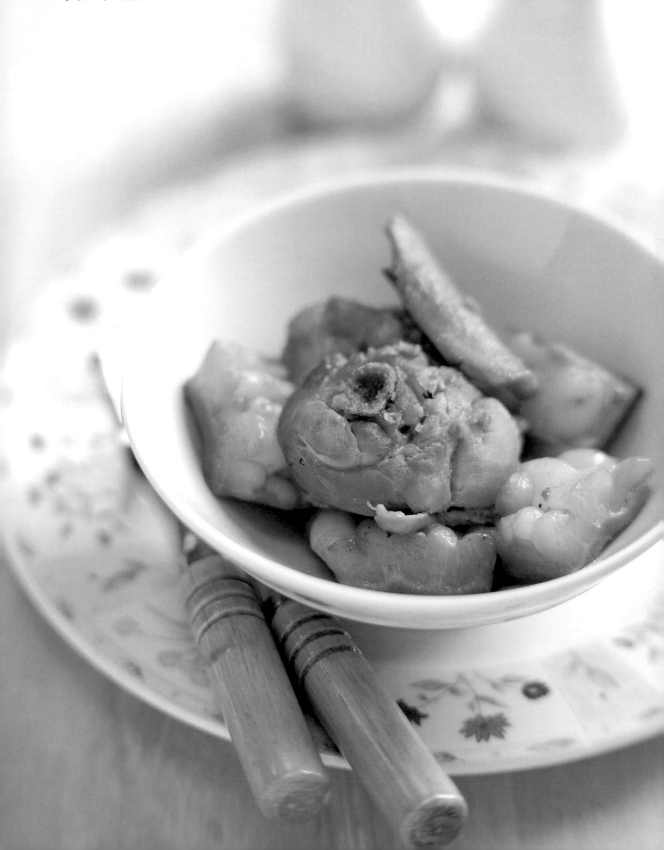

紅燒牛腩 | 軟嫩多汁超美味

材料 A：

牛腩 35 公克、白蘿蔔 30 公克
胡蘿蔔 20 公克

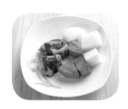

材料 B：

老薑片 10 公克、醬油 10 公克
糖 5 公克、水適量

作法：

1. 牛腩汆燙後備用。

2. 鍋內加水、老薑片、糖、醬油、白蘿蔔、胡蘿蔔，以及牛腩一起以中火滾煮後，轉為小火，至全部食材皆變軟並入味的程度即可。

食物類別分配表：

食物類別	食材名稱	重量（公克）	份數
豆魚肉蛋類	牛腩	35	1
蔬菜類	白蘿蔔 胡蘿蔔	50	0.5

營養成分分析（每人份）：

熱量（大卡）	蛋白質（公克）	脂肪（公克）	醣類（公克）	鈉（毫克）	鉀（毫克）	磷（毫克）
107	7.8	5.7	10.5	558	279	71

營養師小叮嚀：

- 牛肉的營養成分依部位而有所不同，牛腩脂肪含量較高，鐵與鋅含量也很豐富。

- 經常有民眾，特別是年長者，因擔心白蘿蔔屬性偏寒而不敢吃。實際上只要加入老薑，即可調和整道菜偏寒的屬性。

- 質軟的牛腩、白蘿蔔及胡蘿蔔，很適合咀嚼功能不佳者，也可提高腎友蛋白質與膳食纖維的攝取量。

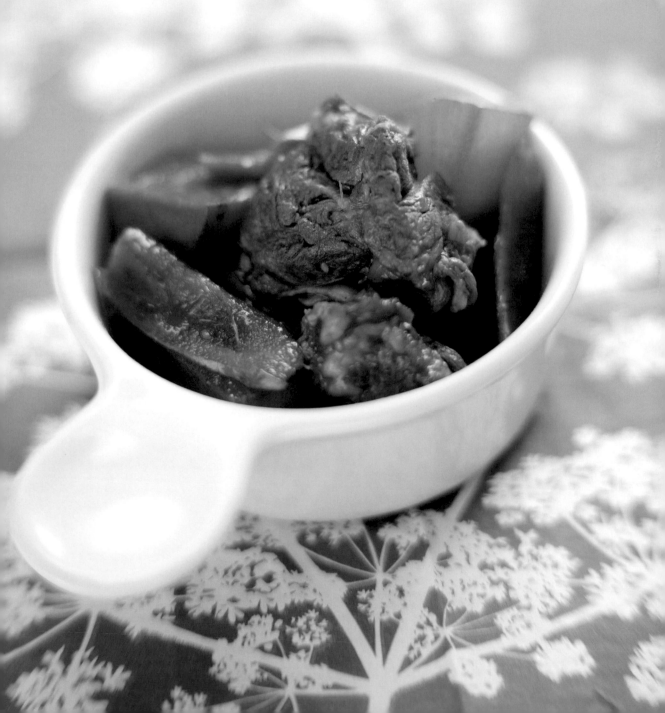

彩椒雙鮮 | 上班族的最愛

材料 A：

紅椒 20 公克、黃椒 20 公克
花枝 15 公克、紅蝦仁 10 公克

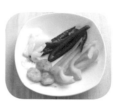

材料 B：

橄欖油 5 公克、鹽 0.5 公克、水少許

作法：

1. 熱鍋，以橄欖油將花枝、紅蝦仁快炒至熟，盛起備用。
2. 加入紅椒、黃椒、水於鍋中續炒至熟，最後再加入花枝、紅蝦仁，並以鹽調味即可。

🔖 食物類別分配表：

食物類別	食材名稱	重量（公克）	份數
豆魚肉蛋類	花枝	15	0.3
	紅蝦仁	10	0.2
蔬菜類	紅椒、黃椒	40	0.4
油脂類	橄欖油	5	1

🔖 營養成分分析（每人份）：

熱量（大卡）	蛋白質（公克）	脂肪（公克）	醣類（公克）	鈉（毫克）	鉀（毫克）	磷（毫克）
68	3.1	5.3	2.8	266	93	67

營養師小叮嚀：

■ 先快炒花枝與紅蝦仁，可保留其甘甜味與脆度，並提出海鮮的特殊香氣。

■ 紅椒富含維生素 A，維生素 A 可以保護表皮、黏膜的完整性，也可以使眼睛適應光線變化，維持在黑暗光線下的正常視力。

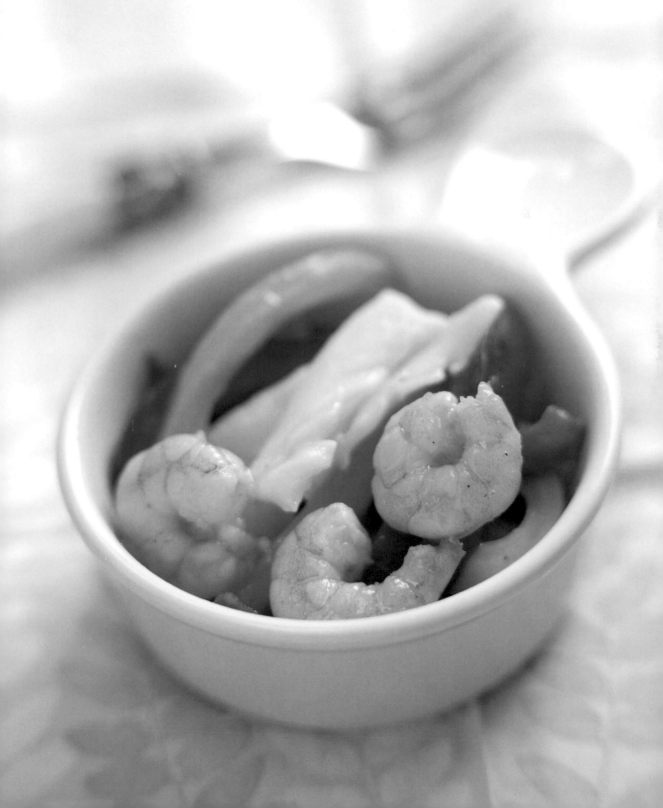

香煎腐皮捲 | 外酥內脆好爽口

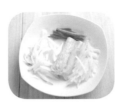

材料 A：

豆皮 1/2 張（15 公克）、胡蘿蔔 5 公克
洋蔥 20 公克、涼薯 15 公克

材料 B：

橄欖油 5 公克、鹽 0.5 公克、白胡椒粉少許
太白粉少許

作法：

1. 胡蘿蔔、洋蔥、涼薯切絲，加入鹽、白胡椒粉、太白粉拌勻，以豆皮
   包裹成腐皮捲。

2. 熱鍋，倒入橄欖油，並將腐皮捲以小火煎至呈金黃色即可。

食物類別分配表：

食物類別	食材名稱	重量（公克）	份數
全穀根莖類	涼薯	15	-
豆魚肉蛋類	豆皮	15	0.5
蔬菜類	胡蘿蔔、洋蔥	25	0.3
油脂類	橄欖油	5	1

※「-」表示量少，忽略不計。

營養成分分析（每人份）：

熱量（大卡）	蛋白質（公克）	脂肪（公克）	醣類（公克）	鈉（毫克）	鉀（毫克）	磷（毫克）
63	0.5	5.1	4.6	201	92	14

營養師小叮嚀：

- 豆皮又稱為豆包，為優質植物性蛋白質來源。
- 以豆皮包裹蔬菜，可以增加蔬菜的攝取量，並可增添口感的豐富度及飲食多元性。

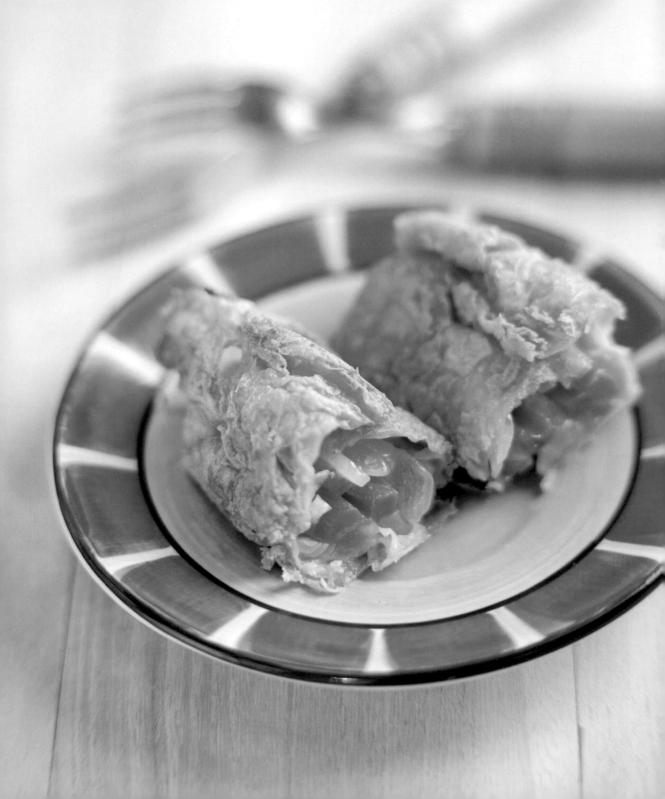

番茄炒蛋 | 家家必備的不敗經典

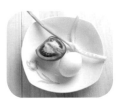

材料 A：

大番茄 45 公克、蛋液 25 公克、青蔥 5 公克

材料 B：

橄欖油 5 公克、鹽 0.5 公克、水少許

作法：

1. 大番茄切丁、青蔥切段備用。
2. 熱鍋，以一半（2.5 公克）的橄欖油將蛋液炒熟備用。
3. 將剩餘的橄欖油倒入鍋中，加入大番茄、水拌炒，再以小火燜煮至番茄變軟；待收汁後，加入炒熟的蛋、蔥段及鹽拌勻即可。

食物類別分配表：

食物類別	食材名稱	重量（公克）	份數
豆魚肉蛋類	蛋液	25	0.5
蔬菜類	大番茄、青蔥	50	0.5
油脂類	橄欖油	5	1

營養成分分析（每人份）：

熱量（大卡）	蛋白質（公克）	脂肪（公克）	醣類（公克）	鈉（毫克）	鉀（毫克）	磷（毫克）
87	3.6	7.3	2.5	231	171	62

營養師小叮嚀：

- 大番茄屬於蔬菜類，聖女番茄則屬於水果類，本菜肴應用大番茄。
- 番茄富含維生素 A，番茄炒蛋的油脂有助於人體對脂溶性維生素 A 的吸收。

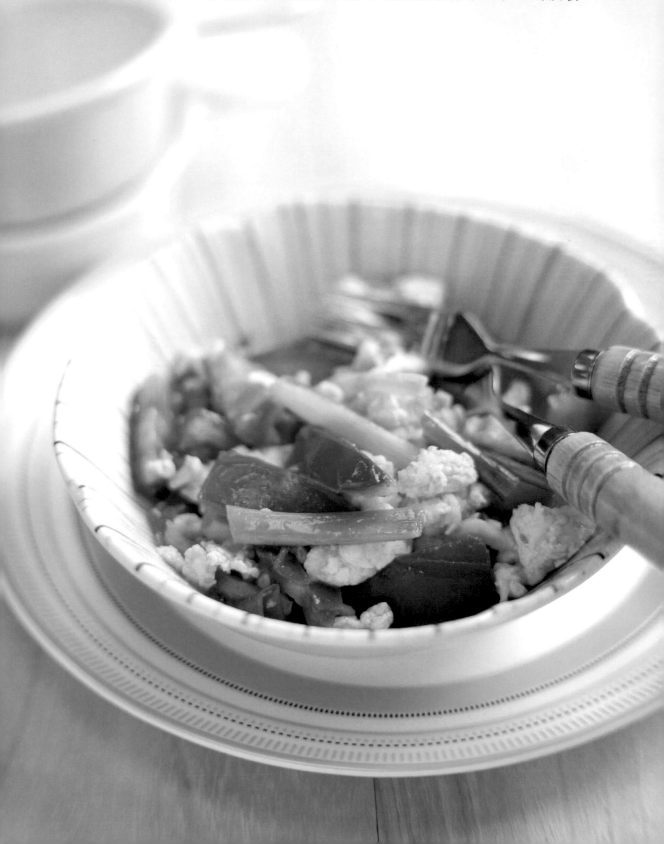

香芹溜高麗菜捲 | 滑潤順口好滋味

材料 A：
豬後腿絞肉 18 公克、高麗菜 30 公克
涼薯 10 公克、芹菜 10 公克

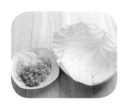

材料 B：
香油 2 公克、鹽 0.5 公克、水少許、太白粉水少許

作法：

1. 高麗菜整片葉子入滾水汆燙、芹菜切細段成芹菜珠、涼薯切末，備用。
2. 將絞肉、涼薯、香油、鹽拌勻，放在高麗菜葉上包裹成捲，蒸熟。
3. 鍋中加入芹菜珠與少量水以大火煮至滾，再以少許太白粉水勾薄芡後淋於高麗菜捲上即可。

🍴 食物類別分配表：

食物類別	食材名稱	重量（公克）	份數
全穀根莖類	涼薯	10	-
豆魚肉蛋類	豬後腿絞肉	18	0.5
蔬菜類	高麗菜、芹菜	40	0.4
油脂類	香油	2	0.4

※「-」表示量少，忽略不計。

🍴 營養成分分析（每人份）：

熱量（大卡）	蛋白質（公克）	脂肪（公克）	醣類（公克）	鈉（毫克）	鉀（毫克）	磷（毫克）
51	4.2	2.8	2.6	215	162	48

營養師小叮嚀：

- 高麗菜又稱為甘藍菜，屬於十字花科蔬菜。

- 豆薯俗名涼薯，屬於全穀根莖類，味道有點類似荸薺，香脆多汁；每210公克豆薯相當於 1/4 碗飯的熱量（ 1 份）

- 本道菜的鉀含量並不高，以勾薄芡方式可增加菜肴光澤與滑潤口感。

- 薄芡汁比濃厚芡汁更容易與食物分開，方便限鉀者捨棄湯汁不吃，減少攝取溶於湯汁中的鈉、鉀、磷。

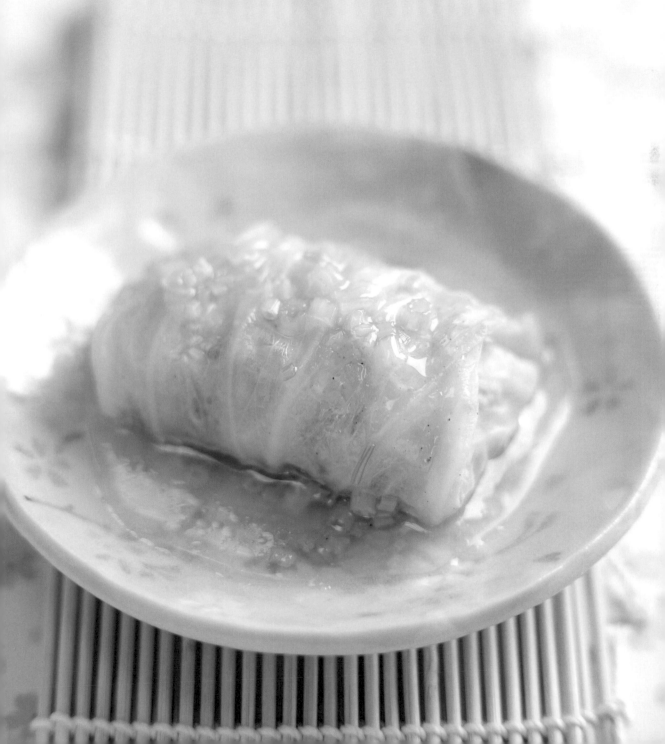

魚香茄子 | 獨特風味真下飯

材料 A：

豬後腿絞肉 18 公克、茄子 50 公克

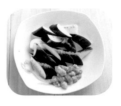

材料 B：

橄欖油適量、糖 3 公克、醬油 5 公克、蒜末 3 公克
太白粉水少許、九層塔少許

作法：

1. 茄子切片，過熱油（橄欖油）備用。
2. 將鍋內的油倒出，再以鍋內剩餘的油將蒜末爆香後，加入絞肉、醬油、糖拌炒，再加入過油後的茄子炒熟。
3. 最後加入太白粉水勾薄芡，並加入九層塔拌炒一下即可。

食物類別分配表：

食物類別	食材名稱	重量（公克）	份數
豆魚肉蛋類	豬後腿絞肉	18	0.5
蔬菜類	茄子	50	0.5
油脂類	橄欖油	10	2

營養成分分析（每人份）：

熱量（大卡）	蛋白質（公克）	脂肪（公克）	醣類（公克）	鈉（毫克）	鉀（毫克）	磷（毫克）
140	4.8	10.8	7.2	260	213	59

營養師小叮嚀：

■ 茄子遇熱極易氧化，而使顏色變黑影響美觀，如果先過熱油，再與其它的材料同炒，可以保持茄子漂亮的紫色。

■ 本道菜，茄子過熱油後的吸油量約 5 公克，加上後來與蒜末、絞肉、醬油、糖一起拌炒時的用油量，共約 10 公克。

■ 九層塔強烈的氣味來自丁香油酚，這種特殊氣味可增添食物的香氣與美味度，也可以減少鹽的使用量！

■ 九層塔可加可不加。

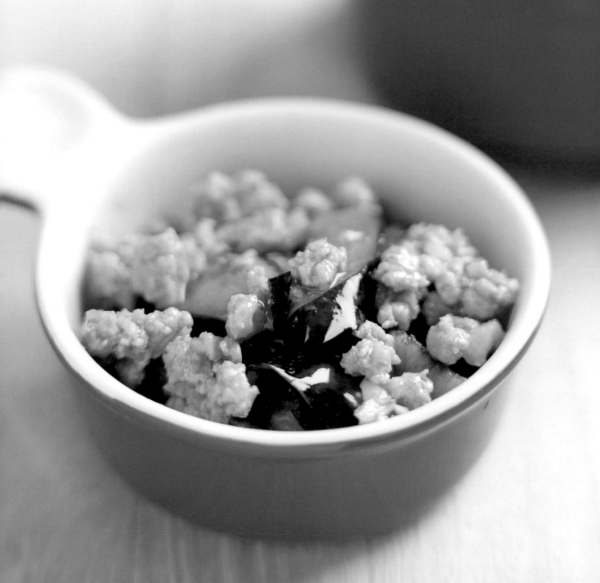

芹香豆皮 | 清香撲鼻好誘人

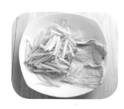

材料 A：

豆皮 15 公克、芹菜 50 公克

材料 B：

橄欖油 5 公克、鹽 0.5 公克、蒜末 3 公克
紅辣椒片少許、水少許

作法：

1. 芹菜及豆皮切段備用。
2. 熱鍋，以橄欖油爆香蒜末後，加入芹菜、豆皮、水炒至熟，最後加入鹽、紅辣椒片拌炒均勻即可。

食物類別分配表：

食物類別	食材名稱	重量（公克）	份數
豆魚肉蛋類	豆皮	15	0.5
蔬菜類	芹菜	50	0.5
油脂類	橄欖油	5	1

營養成分分析（每人份）：

熱量（大卡）	蛋白質（公克）	脂肪（公克）	醣類（公克）	鈉（毫克）	鉀（毫克）	磷（毫克）
59	0.7	5.1	3.5	229	197	20

營養師小叮嚀：

■ 芹菜的鉀離子較高，血鉀過高者，可將芹菜先氽燙後再炒，以降低鉀含量。

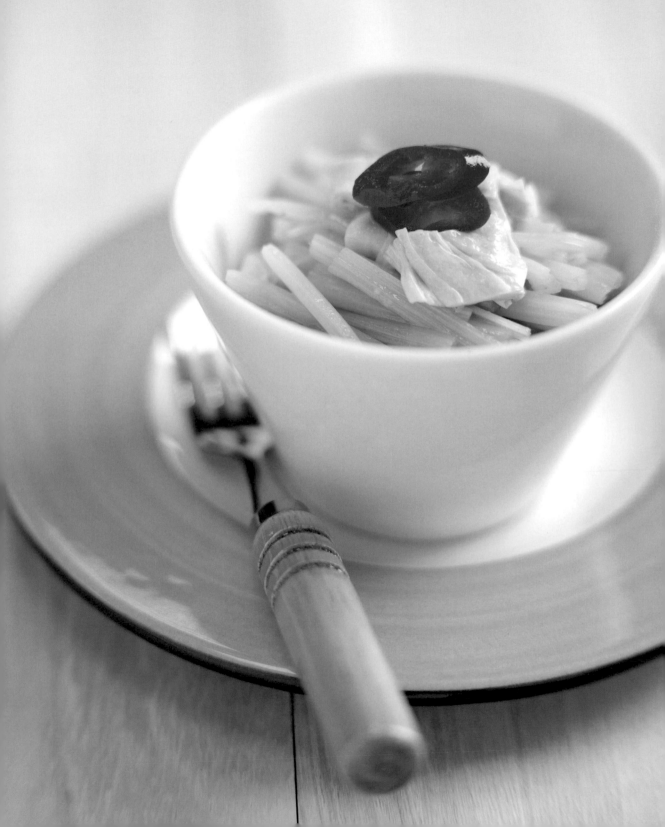

涼拌雞絲 | 清爽消暑意

材料 A：

去皮雞胸肉 30 公克、小黃瓜 25 公克
胡蘿蔔 25 公克

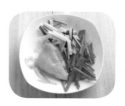

材料 B：

鹽 0.5 公克、香油 2 公克、蒜末 3 公克、糖 5 公克
白醋少許、冷開水適量

作法：

1. 小黃瓜、胡蘿蔔切絲，分別汆燙後，再以冷開水冷卻，並瀝乾備用。
2. 雞胸肉蒸熟，待冷卻後，剝絲備用。
3. 將雞肉絲、小黃瓜絲及胡蘿蔔絲與材料 B 拌勻即可。

🍳 食物類別分配表：

食物類別	食材名稱	重量（公克）	份數
豆魚肉蛋類	去皮雞胸肉	30	1
蔬菜類	小黃瓜 胡蘿蔔	50	0.5
油脂類	香油	2	0.4

🍳 營養成分分析（每人份）：

熱量 （大卡）	蛋白質 （公克）	脂肪 （公克）	醣類 （公克）	鈉 （毫克）	鉀 （毫克）	磷 （毫克）
83	7.5	2.3	8.5	231	207	89

營養師小叮嚀：

■ 以香油、白醋、蒜末、糖及鹽等材料調製而成的醬汁，取代平時常用的芝麻醬，可減少磷的攝取。

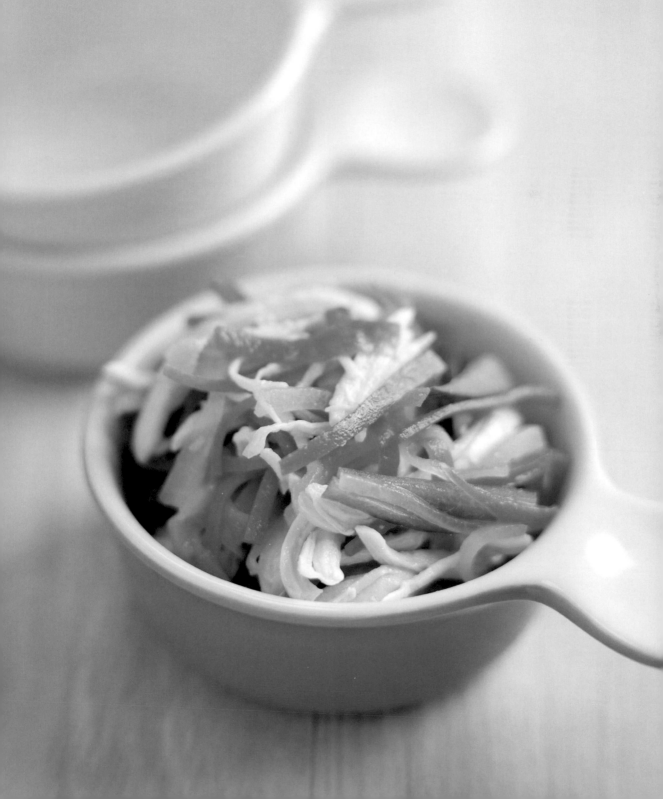

蒜醬地瓜葉 | 營養方便好料理

材料 A：
地瓜葉 120 公克

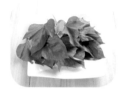

材料 B：
蒜末 6 公克、醬油 5 公克、冷開水少許

作法：
1. 地瓜葉燙熟，撈起盛盤。
2. 將材料 B 調成蒜蓉醬，淋於盛盤的地瓜葉上即可。

🍴 食物類別分配表：

食物類別	食材名稱	重量（公克）	份數
蔬菜類	地瓜葉	120	1.2

🍴 營養成分分析（每人份）：

熱量（大卡）	蛋白質（公克）	脂肪（公克）	醣類（公克）	鈉（毫克）	鉀（毫克）	磷（毫克）
36	4.6	0.3	7.2	304	533	72

營養師小叮嚀：

- 地瓜葉的鉀離子較高，所以可將地瓜葉分片摘下後燙熟，讓鉀離子自菜葉溶入水中，減少菜葉的鉀離子含量。(鉀離子為水溶性，易溶於水)

- 地瓜葉富含維生素 A，所以需和有油脂的菜肴一起食用，才可增加維生素 A 之吸收。(維生素 A 為脂溶性)

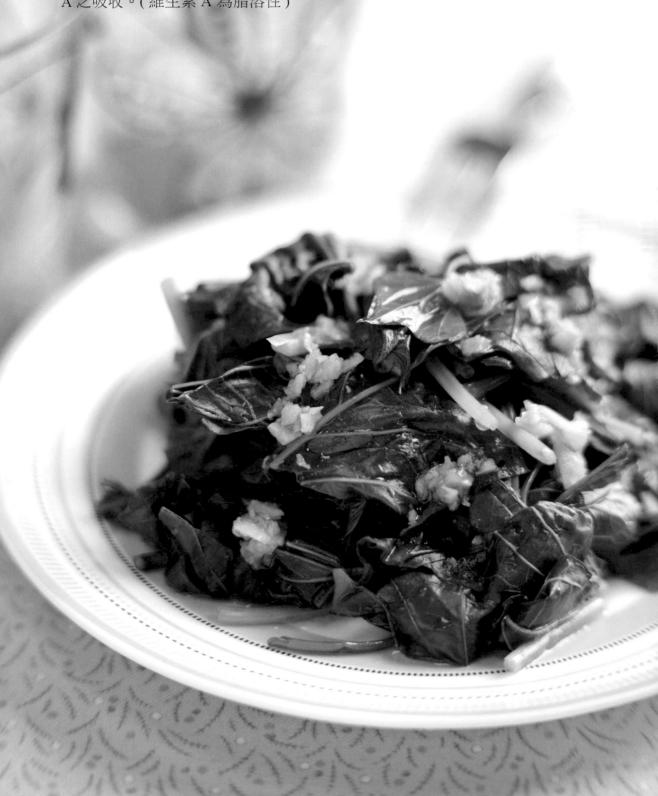

香拌空心菜 | 簡單又好吃

材料 A：

空心菜 70 公克

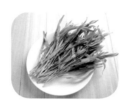

材料 B：

橄欖油 5 公克、蒜末 3 公克、紅蔥頭 3 公克
鹽 0.5 公克、紅辣椒片少許

作法：

1. 空心菜切段後，汆燙備用。

2. 熱鍋，以橄欖油爆香蒜末、紅蔥頭與紅辣椒片後，加入空心菜拌炒均勻，最後加鹽調味即可。

食物類別分配表：

食物類別	食材名稱	重量（公克）	份數
蔬菜類	空心菜	70	0.7
油脂類	橄欖油	5	1

營養成分分析（每人份）：

熱量（大卡）	蛋白質（公克）	脂肪（公克）	醣類（公克）	鈉（毫克）	鉀（毫克）	磷（毫克）
62	1.7	5.1	3.8	242	302	35

營養師小叮嚀：

- 空心菜汆燙後再炒，可避免菜的綠色變深，因其鉀的含量高，汆燙也可以減少它的鉀離子量。
- 空心菜富含維生素 A，以油炒可促進維生素 A 被人體吸收。

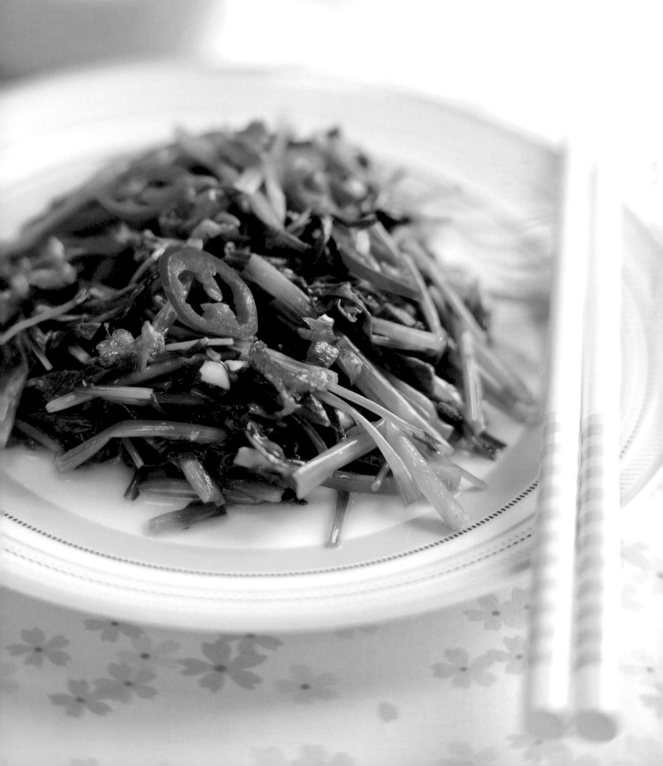

香菇燜葫蘆 | 最速配的經典組合

材料 A：

葫蘆瓜 100 公克、生鮮香菇 15 公克

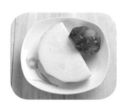

材料 B：

橄欖油 5 公克、蒜頭 1 瓣、鹽 0.5 公克、水少量

作法：

1. 葫蘆瓜去皮切片、生鮮香菇切片，備用。
2. 熱鍋，以橄欖油將蒜頭爆香後，加入葫蘆瓜與生鮮香菇拌炒至香，再加入少量水燜煮至軟，最後以鹽調味即可。

食物類別分配表：

食物類別	食材名稱	重量（公克）	份數
蔬菜類	葫蘆瓜 生鮮香菇	115	1.2
油脂類	橄欖油	5	1

營養成分分析（每人份）：

熱量 （大卡）	蛋白質 （公克）	脂肪 （公克）	醣類 （公克）	鈉 （毫克）	鉀 （毫克）	磷 （毫克）
68	1.1	5.1	6.0	197	156	29

營養師小叮嚀：

■ 味道清甜可口的葫蘆瓜，鉀離子含量低，烹調後質地軟，適合咀嚼有困難者與老人食用，是補充膳食纖維的良好來源。

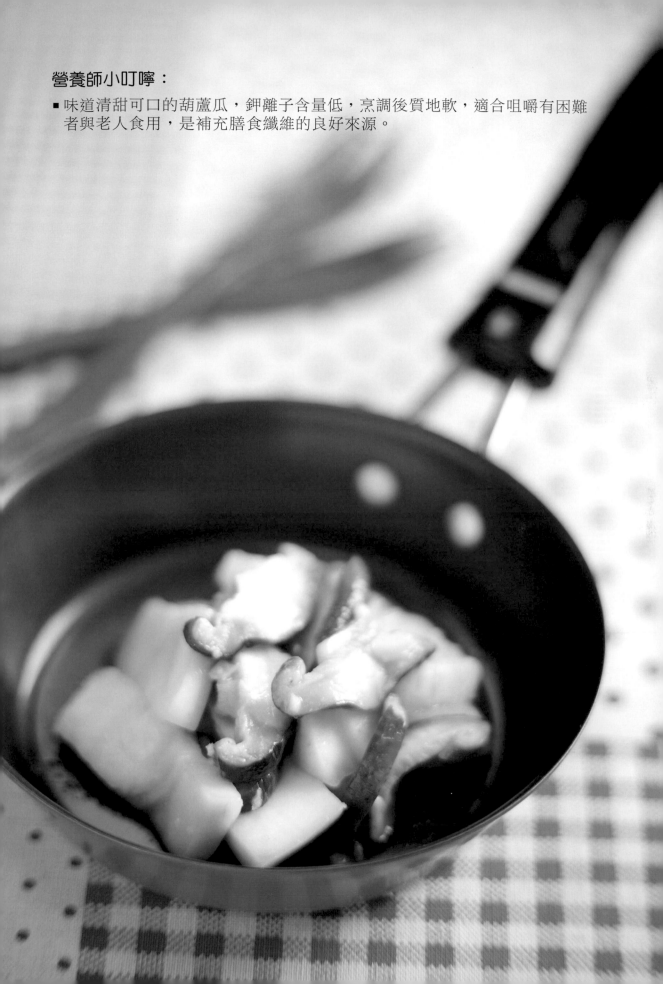

開陽絲瓜 | 健康輕食尚

材料 A：

絲瓜 100 公克

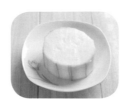

材料 B：

橄欖油 5 公克、蒜頭 1 瓣、蝦米 0.5 公克
鹽 0.5 公克

作法：

1. 絲瓜去皮切片備用。
2. 熱鍋，以橄欖油將蒜頭與蝦米爆香後，再加入絲瓜，以中小火拌炒後，再以小火燜軟，最後放入鹽調味即可。

食物類別分配表：

食物類別	食材名稱	重量（公克）	份數
豆魚肉蛋類	蝦米	0.5	-
蔬菜類	絲瓜	100	1
油脂類	橄欖油	5	1

※「-」表示量少，忽略不計。

營養成分分析（每人份）：

熱量（大卡）	蛋白質（公克）	脂肪（公克）	醣類（公克）	鈉（毫克）	鉀（毫克）	磷（毫克）
66	1.6	5.1	5.6	212	124	28

營養師小叮嚀：

- 用來爆香提味的蝦米，又稱為開陽，因鈉含量高，所以調味時可以減少鹽的用量。

- 絲瓜的鉀含量低，對於需限鉀者而言，是很好的蔬菜來源。

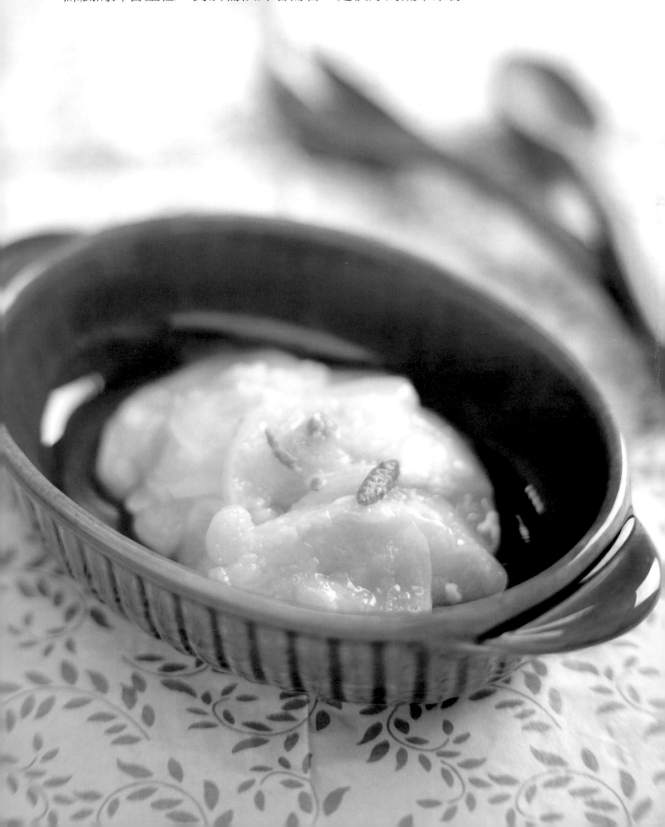

麻油香炒紅鳳菜 自己炒最健康

材料 A：
紅鳳菜 100 公克

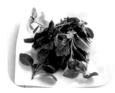

材料 B：
黑芝麻油 5 公克、薑絲少許、鹽 0.5 公克

作法：

1. 紅鳳菜汆燙備用。

2. 熱鍋，以黑芝麻油爆香薑絲，再加入紅鳳菜、鹽拌炒均勻即可。

🍴 食物類別分配表：

食物類別	食材名稱	重量（公克）	份數
蔬菜類	紅鳳菜	100	1
油脂類	黑芝麻油	5	1

🍴 營養成分分析（每人份）：

熱量（大卡）	蛋白質（公克）	脂肪（公克）	醣類（公克）	鈉（毫克）	鉀（毫克）	磷（毫克）
62	2.1	5.4	3.5	209	312	29

營養師小叮嚀：

■ 汆燙可以減少紅鳳菜中的鉀離子量。

■ 紅鳳菜富含維生素 A 與鐵，以黑芝麻油爆香薑絲再炒，不僅可增進紅鳳菜的風味，也可使維生素 A 更容易被人體吸收。

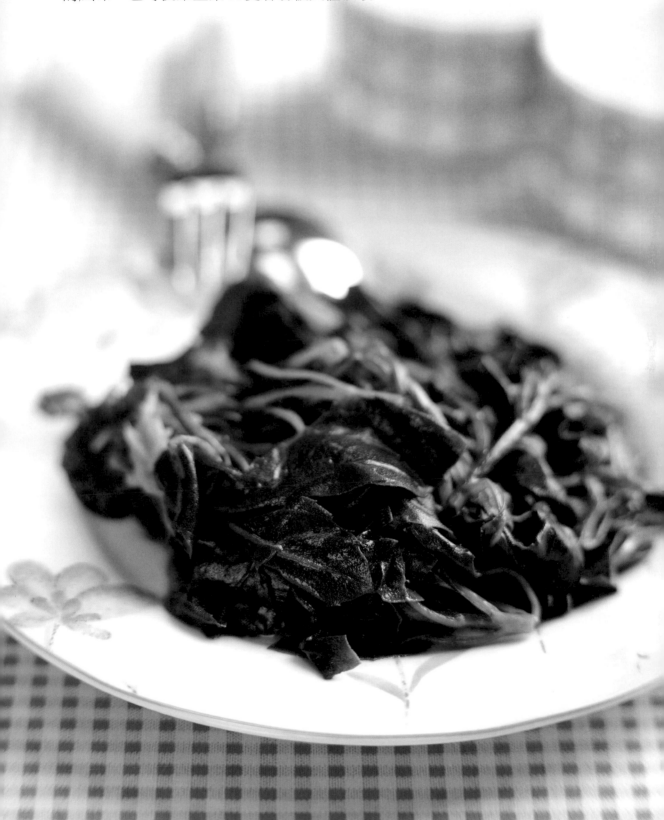

白菜滷 | 幸福好滋味

材料 A：

大白菜 60 公克、黑木耳 10 公克
桂竹筍片 15 公克、胡蘿蔔 10 公克
生鮮香菇 5 公克

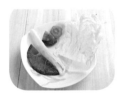

材料 B：

橄欖油 5 公克、蒜頭 1 瓣（約 3 公克）、薑絲少許
鹽 0.5 公克、醬油 2 公克、白醋 5 公克、水少許

作法：

1. 材料 A 均切片汆燙備用。

2. 熱鍋，以橄欖油爆香蒜頭，再加入汆燙後的材料 A、水，燜煮至軟。

3. 最後加入薑絲、鹽、醬油及白醋拌勻入味即可。

🍴 食物類別分配表：

食物類別	食材名稱	重量（公克）	份數
蔬菜類	大白菜、黑木耳 桂竹筍、胡蘿蔔 生鮮香菇	100	1
油脂類	橄欖油	5	1

🍴 營養成分分析（每人份）：

熱量 （大卡）	蛋白質 （公克）	脂肪 （公克）	醣類 （公克）	鈉 （毫克）	鉀 （毫克）	磷 （毫克）
67	1.6	5.3	5.4	446	160	38

營養師小叮嚀：

■ 將新鮮蔬菜先氽燙，可減少鉀離子含量。

■ 本菜餚中的多種蔬菜，在未氽燙前的鉀離子含量也不高，很適合血鉀過高者食用。

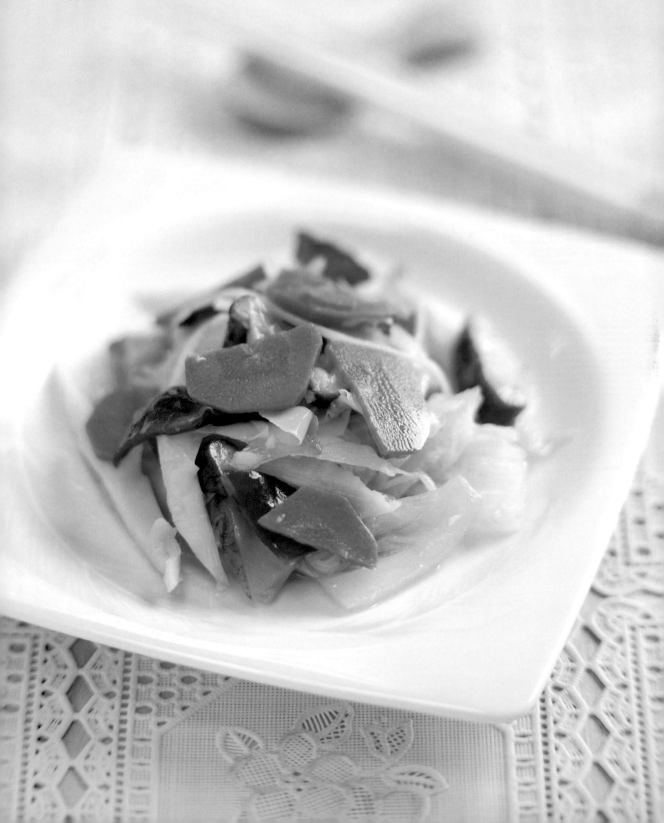

和風彩蔬 | 視覺與味覺的雙重饗宴

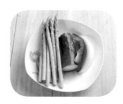

材料 A：

小黃瓜 40 公克、蘆筍 40 公克、洋蔥 10 公克
紅椒 10 公克

材料 B：

橄欖油 3 公克、醬油 5 公克、糖 5 公克、白醋 2 公克
水 50 公克、柴魚少許

作法：

1. 小黃瓜切條狀、蘆筍切段、洋蔥、紅椒切粗絲後汆燙，再以冰開水沖過，急速冷卻備用。
2. 鍋中加水煮滾後，放入醬油、糖、白醋、橄欖油，最後加入少許柴魚，續滾一下即完成「和風醬汁」。
3. 將和風醬汁淋於作法 1 的食材上即可。

食物類別分配表：

食物類別	食材名稱	重量（公克）	份數
蔬菜類	小黃瓜、紅椒 蘆筍、洋蔥	100	1
油脂類	橄欖油	3	0.6

營養成分分析（每人份）：

熱量（大卡）	蛋白質（公克）	脂肪（公克）	醣類（公克）	鈉（毫克）	鉀（毫克）	磷（毫克）
70	1.9	3.2	9.9	254	233	46

營養師小叮嚀：

■ 和風彩蔬中的小黃瓜、洋蔥、紅椒其鉀離子含量均低，只有蘆筍鉀含量較高，
　但因蔬菜汆燙後，可去除部分鉀離子，所以不需擔心鉀離子攝取過量。

■ 所有食材汆燙後再淋上自製和風醬汁，即是一道開胃的美味料理。

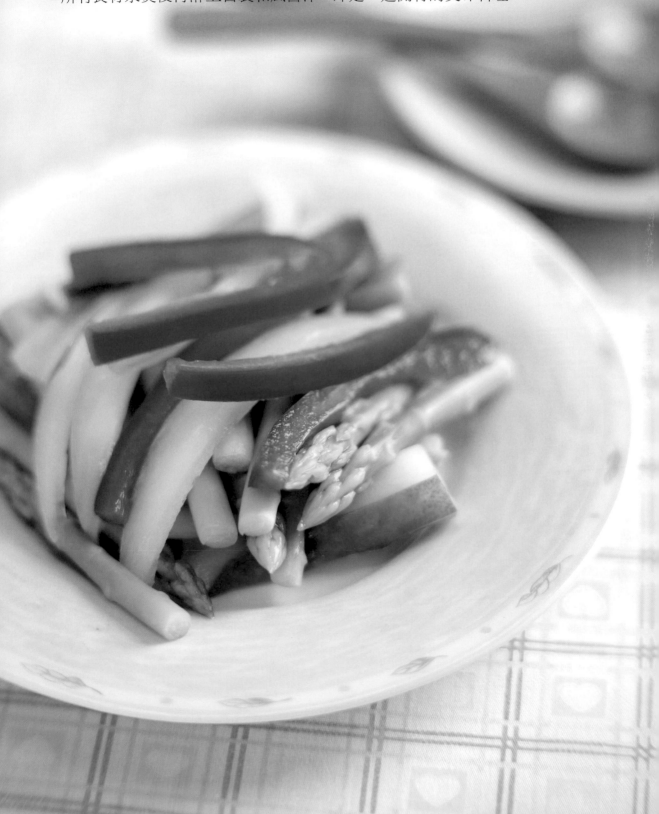

蒜炒雙花 | 美觀又營養

材料 A：

白花菜 45 公克、綠花菜 25 公克
胡蘿蔔 10 公克

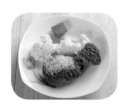

材料 B：

橄欖油 5 公克、蒜頭 1 瓣（約 3 公克）
鹽 1 公克

作法：

1. 胡蘿蔔切薄片，白花菜、綠花菜切小朵，一起汆燙備用。
2. 熱鍋，以橄欖油爆香蒜頭，加入白花菜、綠花菜、胡蘿蔔炒至軟，再加鹽調味即可。

🥘 食物類別分配表：

食物類別	食材名稱	重量（公克）	份數
蔬菜類	白花菜、綠花菜 胡蘿蔔	80	0.8
油脂類	橄欖油	5	1

🥘 營養成分分析（每人份）：

熱量（大卡）	蛋白質（公克）	脂肪（公克）	醣類（公克）	鈉（毫克）	鉀（毫克）	磷（毫克）
64	2.1	5.1	4.7	409	230	44

營養師小叮嚀：

■ 綠花菜又稱青花菜或美國花菜；白花菜又稱花椰菜、花菜或菜花。

■ 100 公克綠花菜的鉀含量比 100 公克白花菜高，二者均屬於十字花科蔬菜。

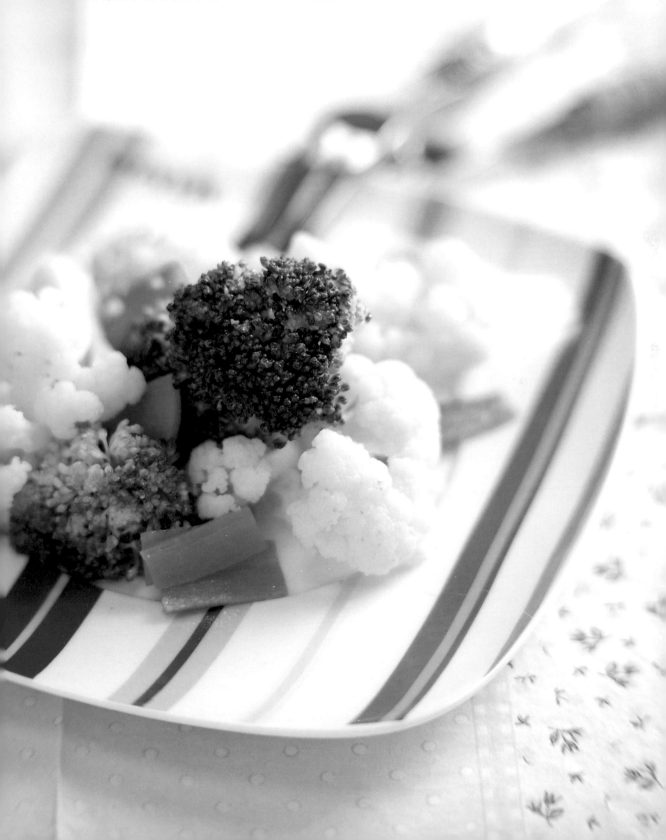

三杯美人腿 清脆甜美的自然風味

材料 A：
茭白筍 100 公克

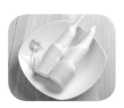

材料 B：
黑芝麻油 5 公克、蒜頭 2 瓣、老薑片 5 公克、青蔥段 5 公克
醬油 5 公克、味醂 5 公克、九層塔少許

作法：
1. 茭白筍斜切成塊狀後，汆燙備用。
2. 熱鍋，放入黑芝麻油將老薑片爆香，加入蒜頭、茭白筍拌炒後，再加入醬油、味醂調味，最後加入青蔥段與九層塔拌炒一下即可起鍋。

📛 食物類別分配表：

食物類別	食材名稱	重量（公克）	份數
蔬菜類	茭白筍	100	1
油脂類	黑芝麻油	5	1

📛 營養成分分析（每人份）：

熱量（大卡）	蛋白質（公克）	脂肪（公克）	醣類（公克）	鈉（毫克）	鉀（毫克）	磷（毫克）
86	2.3	5.1	9.9	262	301	62

營養師小叮嚀：

- 黑芝麻油又稱麻油，具有特殊香味，並富含單元與多元不飽和脂肪酸，其中亞麻油酸含量豐富，為人體不可缺乏的重要脂肪酸。

- 雖然茭白筍鉀含量高，但汆燙後，可減少鉀離子含量。

- 黑芝麻油、薑、蒜、蔥與九層塔都具有提味功能，可增進食慾。

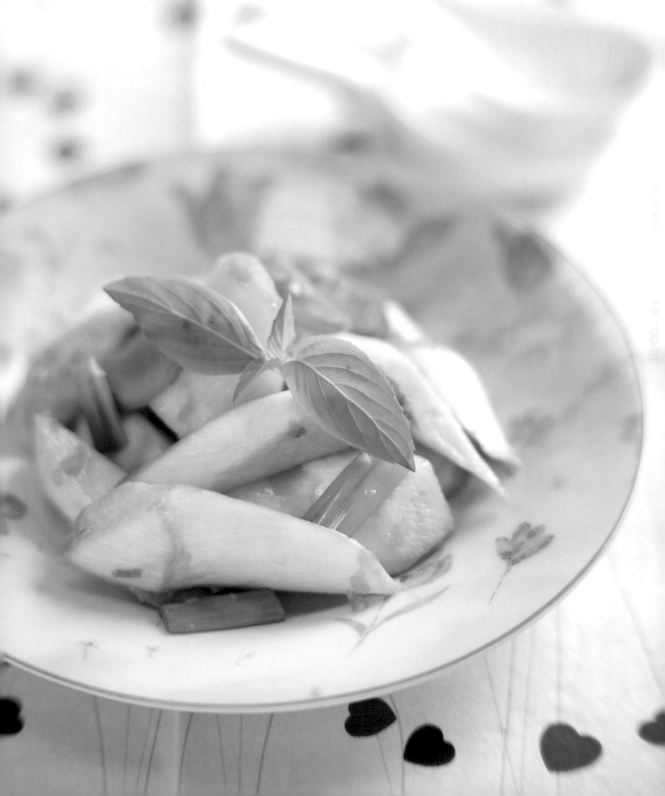

蒜香芥菜 | 清甜的溫柔滋味

材料 A：
包心芥菜 100 公克

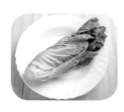

材料 B：
橄欖油 5 公克、鹽 0.5 公克、蒜頭 1 瓣

作法：

1. 包心芥菜切段後，汆燙備用。
2. 熱鍋，以橄欖油爆香蒜頭，再加入汆燙好的包心芥菜拌炒，最後加入鹽調味即可。

食物類別分配表：

食物類別	食材名稱	重量（公克）	份數
蔬菜類	包心芥菜	100	1
油脂類	橄欖油	5	1

營養成分分析（每人份）：

熱量（大卡）	蛋白質（公克）	脂肪（公克）	醣類（公克）	鈉（毫克）	鉀（毫克）	磷（毫克）
68	1.4	5.9	3.7	211	278	27

營養師小叮嚀：

■ 芥菜鉀離子含量高，汆燙是為了降低鉀離子含量。

■ 芥菜屬於十字花科蔬菜，利用天然的辛香料蒜頭爆香，可增添芥菜的美味。

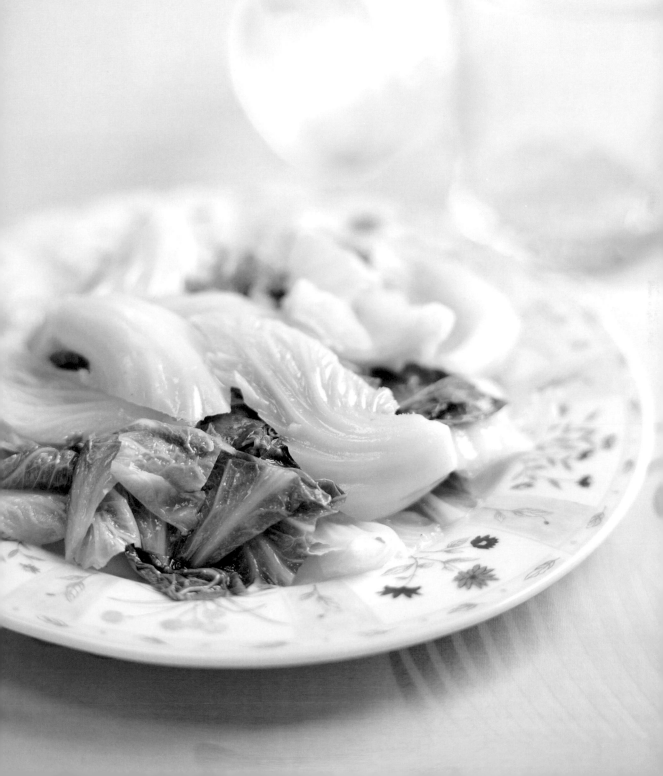

小吃&湯品 | 地方小吃自己做

蘿蔔糕、肉醬乾拌麵、蛋炒飯、蚵仔湯、鱸魚湯……，這些讓人垂涎欲滴的各地美味，都可以在家自己做！再也不用花時間排隊，人擠人了！

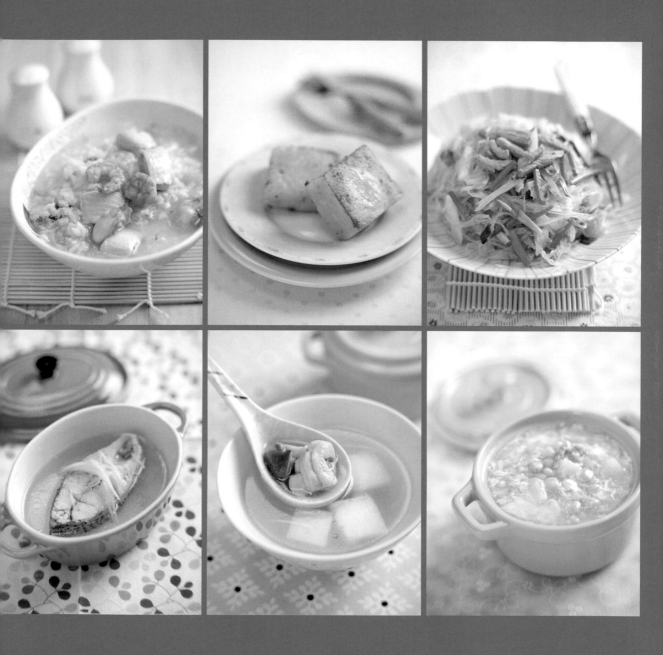

海產粥 | 品味海洋的鮮甜

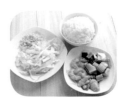

材料 A：

白飯 250 公克、去刺虱目魚肚 55 公克、蚵仔 33 公克
草蝦仁 30 公克、高麗菜 40 公克、芹菜 10 公克

材料 B：

橄欖油 3 公克、紅蔥頭 5 公克、鹽 1.5 公克
太白粉少許、水少量

作法：

1. 蚵仔以太白粉拌勻、芹菜切細段成芹菜珠備用。
2. 熱鍋，以橄欖油爆香紅蔥頭，再將草蝦仁快炒一下，即可將草蝦仁盛起備用。
3. 以鍋內餘油將高麗菜快速拌炒一下，再加水煮至沸騰。
4. 加入白飯後攪拌，讓飯粒散開，再加入虱目魚肚續滾至熟。
5. 加入蚵仔、鹽續滾一下，最後放入蝦仁與芹菜珠即可。

食物類別分配表：

食物類別	食材名稱	重量（公克）	份數
全穀根莖類	白飯	250	5
豆魚肉蛋類	虱目魚肚	55	1.5
	蚵仔	33	0.5
	草蝦仁	30	1
蔬菜類	高麗菜、芹菜	50	0.5
油脂類	橄欖油	3	0.6

營養成分分析（每人份）：

熱量（大卡）	蛋白質（公克）	脂肪（公克）	醣類（公克）	鈉（毫克）	鉀（毫克）	磷（毫克）
628	27.0	21.0	82.7	721	446	301

營養師小叮嚀：

■ 虱目魚、蚵仔、蝦仁之蛋白質含量高、品質優。

■ 以少許橄欖油爆香，可增加食物的風味與熱量的攝取。

■ 蚵仔的鋅與鐵含量特別高，鋅對於食慾不振或味覺變差者具有改善作用。

■ 記得粥可以煮濃稠一些，以減少鹽的用量並避免攝取過多水分。

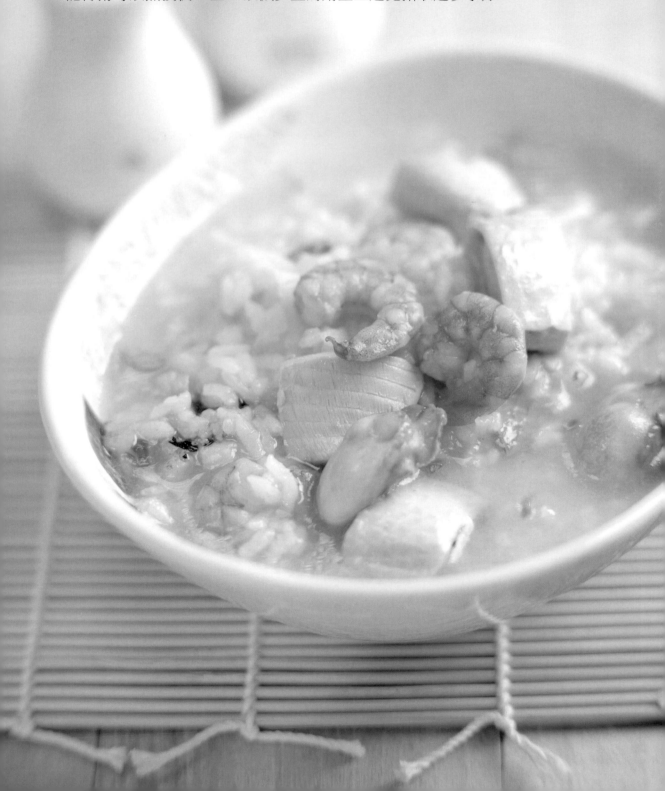

炒冬粉 ｜ 料多實在好飽足

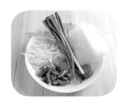

材料 A：

冬粉 80 公克、豬後腿肉絲 70 公克、高麗菜 50 公克
韭菜 20 公克、胡蘿蔔 20 公克、青蔥 10 公克

材料 B：

橄欖油 10 公克、鹽 1.5 公克、糖 3 公克
水少許、太白粉少許

作法：

1. 冬粉泡水至軟，對半剪，燙熟備用。
2. 高麗菜及胡蘿蔔切絲、韭菜切段，一起汆燙備用。
3. 豬肉絲以太白粉抓勻、青蔥切段備用。
4. 熱鍋，以橄欖油將豬肉絲炒熟，再加入高麗菜絲、韭菜、胡蘿蔔絲、水拌炒，最後加入冬粉、青蔥段、鹽、糖拌炒均勻，待汁收乾即可。

食物類別分配表：

食物類別	食材名稱	重量（公克）	份數
全穀根莖類	冬粉	80	4
豆魚肉蛋類	豬後腿肉絲	70	2
蔬菜類	高麗菜、韭菜 胡蘿蔔、青蔥	100	1
油脂類	橄欖油	10	2

營養成分分析（每人份）：

熱量（大卡）	蛋白質（公克）	脂肪（公克）	醣類（公克）	鈉（毫克）	鉀（毫克）	磷（毫克）
492	15.7	13.1	78.6	652	546	206

營養師小叮嚀：

■ 冬粉的蛋白質含量極低，對於洗腎者而言，同一餐中需再搭配足量高生物價蛋白質的食物一起食用 (如豬肉)，並以油烹調，才能攝取足夠蛋白質與熱量。

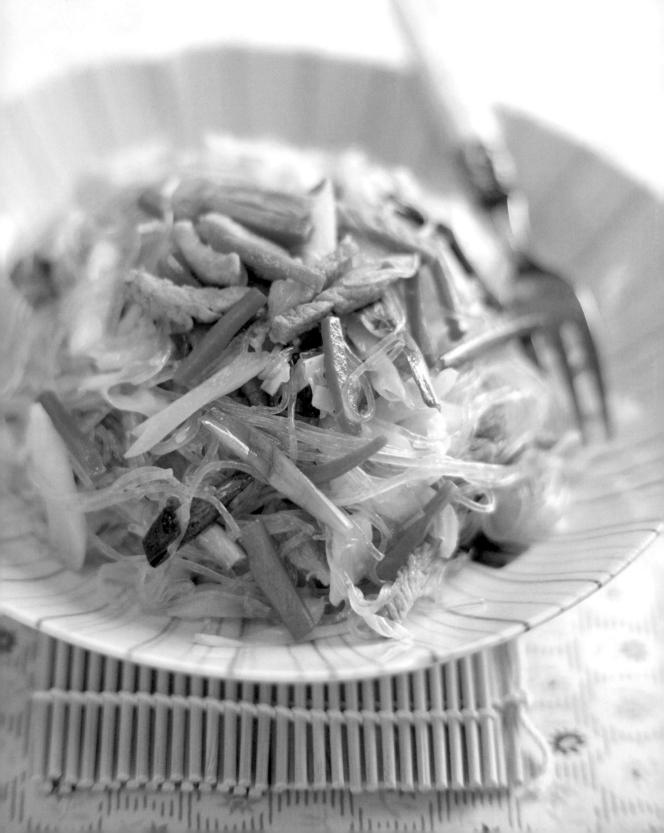

蘿蔔糕 | 美妙經典古早味

材料 A：

市售廣式蘿蔔糕 225 公克

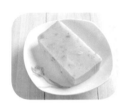

材料 B：

橄欖油 5 公克

作法：

1. 熱鍋，倒入橄欖油並放入蘿蔔糕。
2. 將蘿蔔糕煎至兩面皆呈金黃色即可。

食物類別分配表：

食物類別	食材名稱	重量（公克）	份數
全穀根莖類	廣式蘿蔔糕	225	3
油脂類	橄欖油	5	1

營養成分分析（每人份）：

熱量（大卡）	蛋白質（公克）	脂肪（公克）	醣類（公克）	鈉（毫克）	鉀（毫克）	磷（毫克）
287	5.0	10.2	45.9	565	70	63

營養師小叮嚀：

■ 經過油煎的蘿蔔糕增加了不少熱量，可幫助腎友攝取所需熱量。

■ 蘿蔔糕在製作過程中已添加鹽，本身的鈉含量較高，須避免再使用沾醬。

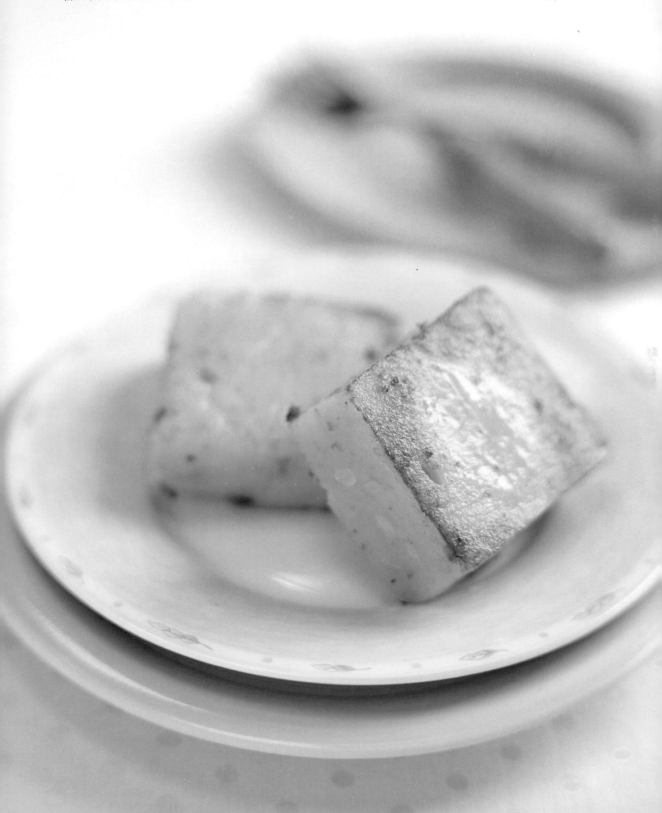

肉醬乾拌麵 從小吃到大的懷舊菜

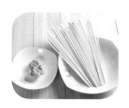

材料 A：
乾麵條 100 公克、豬後腿絞肉 18 公克

材料 B：
橄欖油 5 公克、紅蔥頭 5 公克、鹽 0.5 公克
醬油 5 公克、糖 3 公克、水適量

作法：
1. 鍋中加水煮沸後，放入麵條煮至麵條熟透，撈起備用。
2. 熱鍋，以橄欖油先將紅蔥頭爆香，再加入絞肉並將其炒熟，而後加入鹽、醬油、糖、水，拌勻成肉醬。
3. 將肉醬淋於麵條，拌勻即可。

食物類別分配表：

食物類別	食材名稱	重量（公克）	份數
全穀根莖類	乾麵條	100	5
豆魚肉蛋類	豬後腿絞肉	18	0.5
油脂類	橄欖油	5	1

營養成分分析（每人份）：

熱量（大卡）	蛋白質（公克）	脂肪（公克）	醣類（公克）	鈉（毫克）	鉀（毫克）	磷（毫克）
433	16.5	7.3	76.3	597	207	148

營養師小叮嚀：

- 豬後腿絞肉所含油脂量較少，每 100 公克僅含 0.7 公克脂肪。

- 將紅蔥頭先以橄欖油爆香，再製作肉醬，不但有提味的效果，也可增加熱量的攝取。

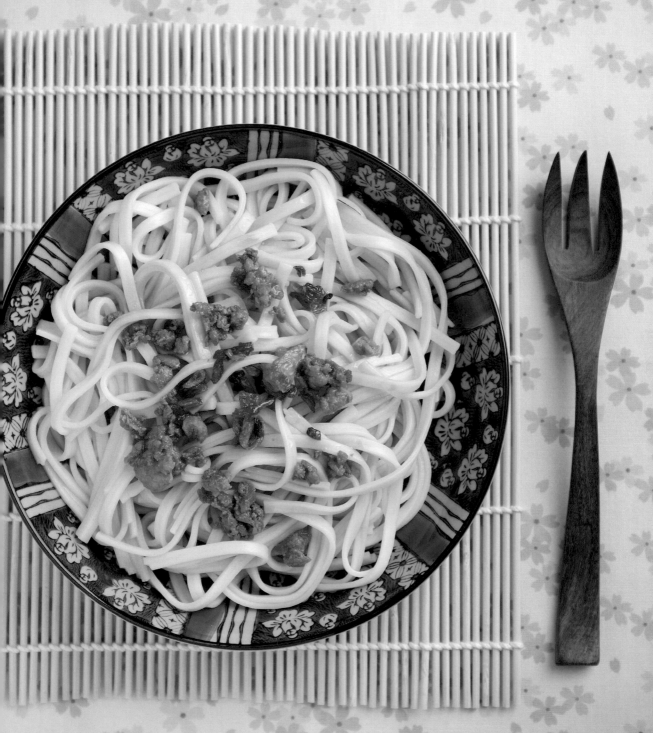

洋蔥肉絲蛋炒飯 | 萬里飄香的家常味

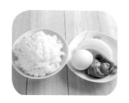

材料 A：

白飯 250 公克、豬後腿肉絲 35 公克
雞蛋 1 個（50 公克）、洋蔥 40 公克

材料 B：

橄欖油 10 公克、鹽 1 公克、醬油 3 公克、太白粉少許、青蔥 10 公克

作法：

1. 豬肉絲以太白粉抓勻、雞蛋去殼打散、青蔥切細段、洋蔥切粗絲備用。
2. 熱鍋，以橄欖油爆香青蔥，再加入洋蔥及豬肉絲炒熟備用。
3. 利用鍋內剩餘的油量，將蛋液炒至熟。
4. 加入白飯、洋蔥、豬肉絲，續炒均勻後，再加入鹽及醬油拌炒均勻即可。

食物類別分配表：

食物類別	食材名稱	重量（公克）	份數
全穀根莖類	白飯	250	5
豆魚肉蛋類	豬後腿肉絲	35	1
	蛋	50	1
蔬菜類	洋蔥、青蔥	50	0.5
油脂類	橄欖油	10	2

營養成分分析（每人份）：

熱量（大卡）	蛋白質（公克）	脂肪（公克）	醣類（公克）	鈉（毫克）	鉀（毫克）	磷（毫克）
563	21.4	16.7	81.3	631	427	253

營養師小叮嚀：

■ 洋蔥含有特殊的風味，當其炒熟、炒軟後，甜度會增加，本道菜即利用洋蔥的此種特性降低鹽分的用量。

■ 以青蔥爆香來提味，可增加菜肴的風味。

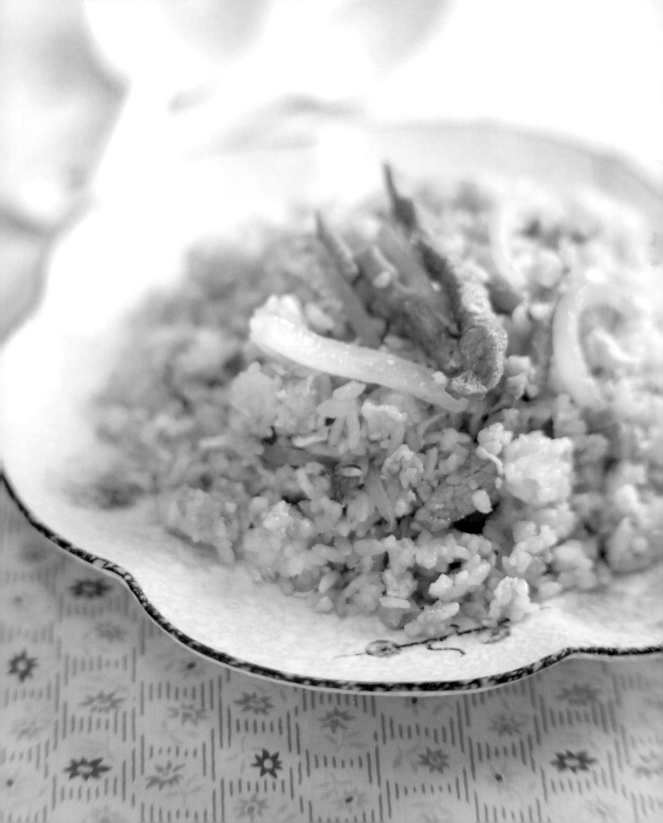

蚵仔湯 | 喝得到海洋的鮮甜

材料 A：

蚵仔 65 公克

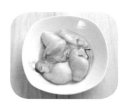

材料 B：

鹽 0.5 公克、薑絲少許、九層塔少許
水少量、太白粉少許

作法：

1. 蚵仔洗淨，並以太白粉拌勻備用。
2. 鍋內加水煮滾後，加入薑絲、蚵仔，待再度沸騰後，加入鹽、九層塔即可。

食物類別分配表：

食物類別	食材名稱	重量（公克）	份數
豆魚肉蛋類	蚵仔	65	1

營養成分分析（每人份）：

熱量（大卡）	蛋白質（公克）	脂肪（公克）	醣類（公克）	鈉（毫克）	鉀（毫克）	磷（毫克）
35	6.1	1.0	2.8	292	132	83

營養師小叮嚀：

- 蚵仔的鋅與鐵含量較高，鋅對於食慾不振或味覺變差者具有改善作用。

- 對於需限水者，煮湯時，水量應儘量少，即可減少鹽的用量並避免攝取過多水分。

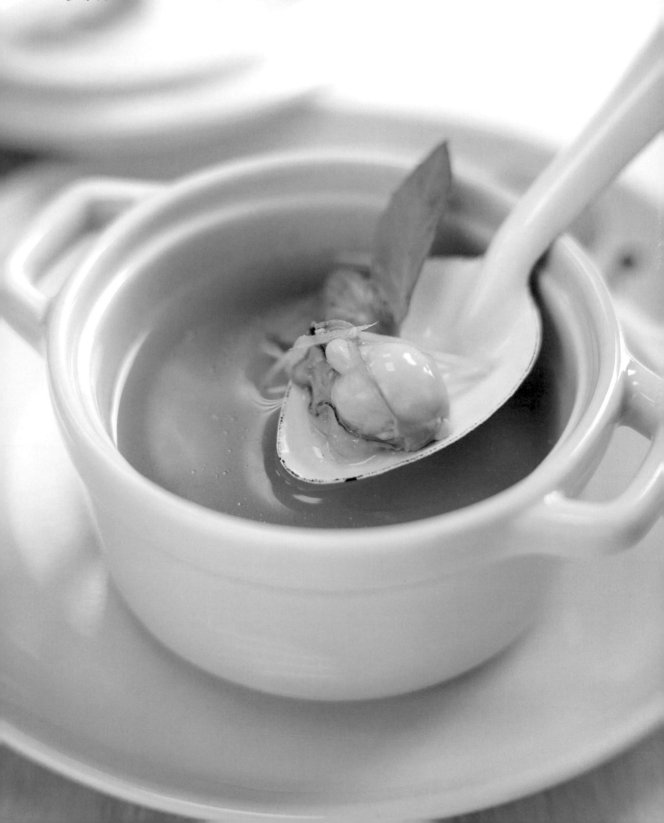

薑絲鱸魚湯 | 暖心暖胃的鮮美滋味

材料 A：

帶骨鱸魚 55 公克、薑絲少許

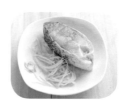

材料 B：

鹽 1 公克、水少量

作法：

1. 將水煮沸，放入薑絲，再放鱸魚煮至熟。
2. 最後加入鹽調味即可。

食物類別分配表：

食物類別	食材名稱	重量（公克）	份數
豆魚肉蛋類	帶骨鱸魚	55	1

營養成分分析（每人份）：

熱量 （大卡）	蛋白質 （公克）	脂肪 （公克）	醣類 （公克）	鈉 （毫克）	鉀 （毫克）	磷 （毫克）
59	10.7	1.4	0.0	420	243	94

營養師小叮嚀：

- 薑絲具有暖胃、開胃作用，並能降低噁心感。

- 鱸魚肉質細嫩，含豐富的蛋白質，是補充蛋白質的良好來源。

- 鱸魚煮熟後，最好只保留少量湯汁再加鹽調味，可減少鹽的用量並避免攝取過多水分。

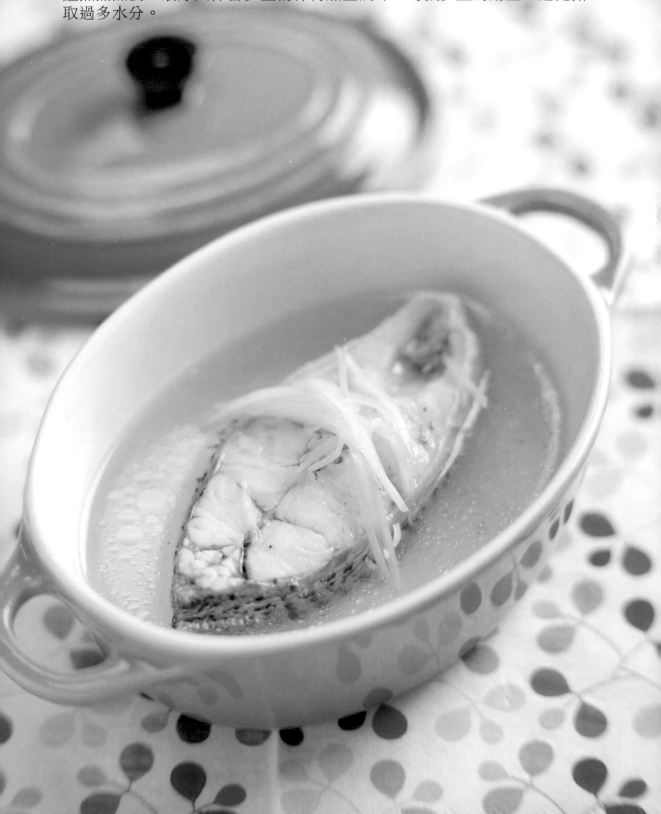

冬瓜香菇雞湯 | 經典傳統的家常美味

材料 A：

帶骨雞腿丁 25 公克、冬瓜 40 公克
生鮮香菇 5 公克

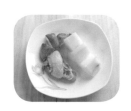

材料 B：

鹽 1 公克、薑絲少許、水少量

作法：

1. 雞腿丁汆燙，冬瓜切塊，生鮮香菇切丁備用。
2. 鍋內加水、雞腿丁、冬瓜、生鮮香菇一起煮沸後，改以小火燜煮至
   冬瓜與雞腿丁變軟，最後加入薑絲、鹽即可。

食物類別分配表：

食物類別	食材名稱	重量（公克）	份數
豆魚肉蛋類	帶骨雞腿丁	25	0.5
蔬菜類	冬瓜 生鮮香菇	45	0.5

營養成分分析（每人份）：

熱量 （大卡）	蛋白質 （公克）	脂肪 （公克）	醣類 （公克）	鈉 （毫克）	鉀 （毫克）	磷 （毫克）
35	3.5	1.9	1.2	405	124	36

營養師小叮嚀：

■ 以具天然香味的生鮮香菇增加湯品的風味，可以減少鹽的使用量，但仍須注意水分的控制，避免喝太多湯。

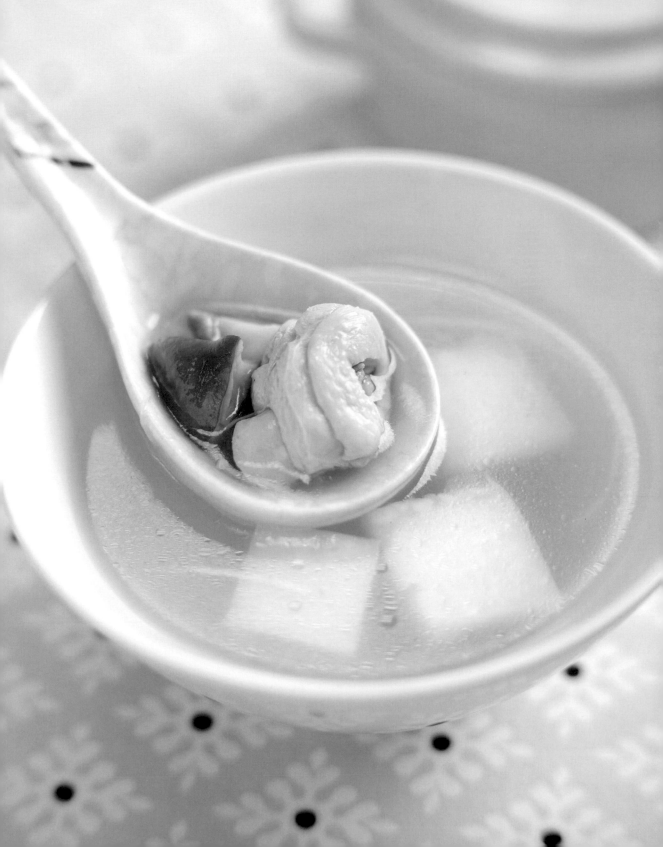

苦瓜排骨湯 | 清熱降火最開胃

材料 A：
帶骨豬小排 50 公克、苦瓜 50 公克

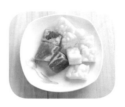

材料 B：
鹽 1 公克、水適量

作法：

1. 排骨洗淨汆燙，苦瓜切塊備用。
2. 鍋內加水、苦瓜及排骨煮沸後，以小火燜煮至苦瓜與排骨變軟，再加鹽調味即可。

食物類別分配表：

食物類別	食材名稱	重量（公克）	份數
豆魚肉蛋類	帶骨豬小排	50	1
蔬菜類	苦瓜	50	0.5

營養成分分析（每人份）：

熱量（大卡）	蛋白質（公克）	脂肪（公克）	醣類（公克）	鈉（毫克）	鉀（毫克）	磷（毫克）
108	6.7	8.2	2.1	419	191	71

營養師小叮嚀：

- 豬小排含油脂量較高，血脂肪高者，可事先將部分油脂去除後再烹調。

- 苦瓜富含維生素 C，爽口不膩，能減少排骨的油膩感。

- 最好僅保留少量湯汁再調味，如此不但可減少鹽的用量，還能避免攝取過多水分。

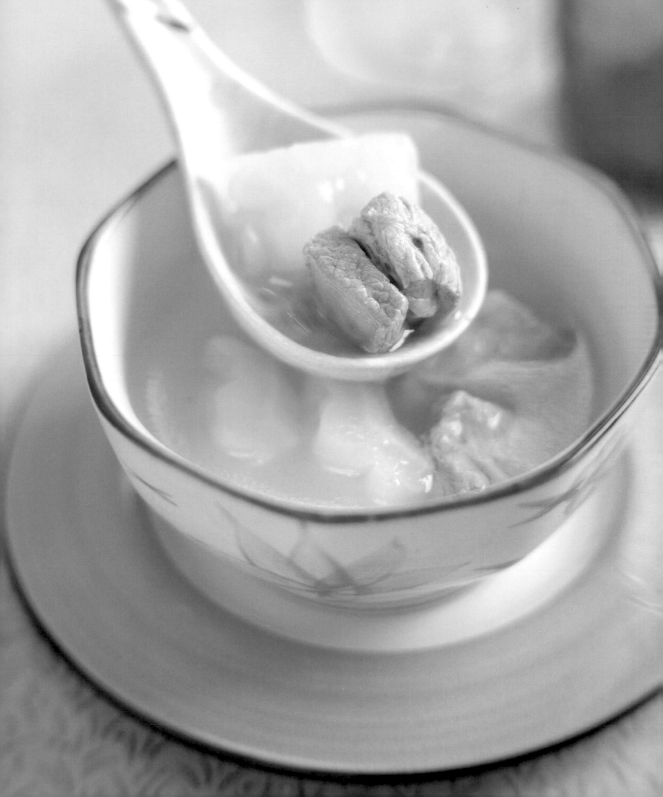

玉米濃湯 | 香甜濃郁好順口

材料 A：

玉米粒 35 公克、馬鈴薯 45 公克
豬前腿絞肉 35 公克、雞蛋 1 個 (50 公克)

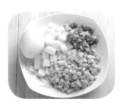

材料 B：

鹽 1 公克、水少量、太白粉水少許

作法：

1. 馬鈴薯去皮切小丁、雞蛋去殼打散備用。
2. 鍋內加水、馬鈴薯，煮至馬鈴薯變軟後，放入豬前腿絞肉及玉米粒再煮沸，加入鹽調味。
3. 加入太白粉水勾芡攪拌均勻後，邊攪拌邊加入蛋液至煮沸即可。

食物類別分配表：

食物類別	食材名稱	重量（公克）	份數
全穀根莖類	玉米粒	35	0.5
	馬鈴薯	45	0.5
豆魚肉蛋類	豬前腿絞肉	35	1
	雞蛋	50	1

營養成分分析 (每人份)：

熱量（大卡）	蛋白質（公克）	脂肪（公克）	醣類（公克）	鈉（毫克）	鉀（毫克）	磷（毫克）
181	15.5	6.5	15.5	575	442	200

營養師小叮嚀：

- 蛋黃的磷含量高，每週全蛋攝取量以 2 個為宜。

- 必須注意水分的控制，最好僅保留少量湯汁再調味，以減少鹽的用量，並避免攝取過多水分。

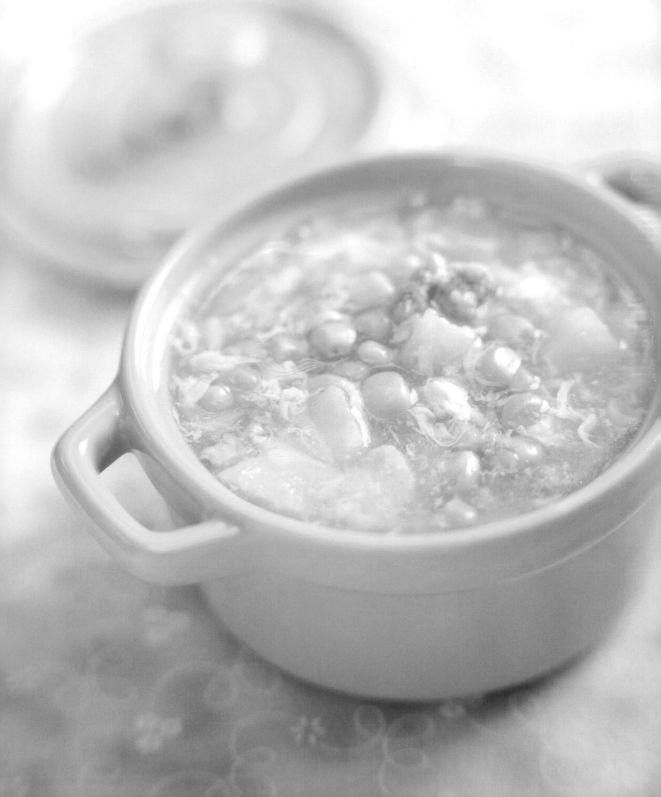

三、素食

吃出健康好氣色

沒有過多的人工添加物，也沒有厚重的辛辣調味，吃進嘴裡的盡是最純粹的食物原味！一起享受和風綠嫩豆腐、毛豆玉米筍、紅椒盅、素春捲……等菜肴的極簡清新風味，讓它挑動你味蕾最深處的感動！

主菜 一吃上癮的清新好料

簡單的豆腐及豆腸，變化成鐵板豆腐、和風綠嫩豆腐、糖醋豆腸……
等，各種香氣四溢的風味料理。清爽不油膩的口感，讓人一吃即上癮！

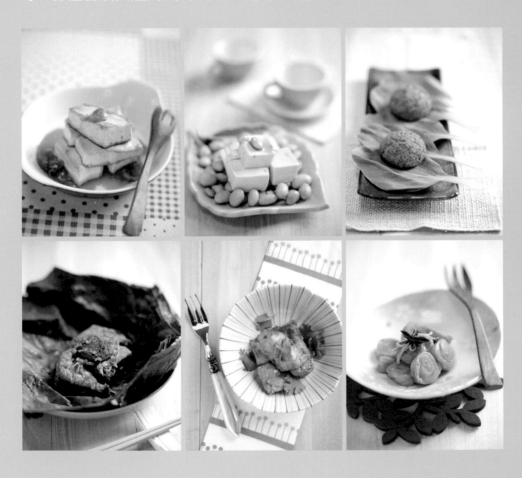

鐵板豆腐 芳香四溢的迷人豆香

材料 A：
傳統豆腐 160 公克

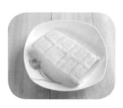

材料 B：
黑芝麻油 5 公克、糖 5 公克、醬油 5 公克、老薑片 3 公克
太白粉水少許

作法：

1. 將豆腐切塊後，熱鍋，以黑芝麻油將豆腐兩面煎至金黃色盛起備用。
2. 利用鍋內剩下的油爆香老薑片，再加入醬油、糖及水煮滾後，加入太白粉水勾薄芡，製成醬汁。
3. 將醬汁淋於豆腐上即可。

食物類別分配表：

食物類別	食材名稱	重量（公克）	份數
豆魚肉蛋類	傳統豆腐	160	2
油脂類	黑芝麻油	5	1

營養成分分析（每人份）：

熱量（大卡）	蛋白質（公克）	脂肪（公克）	醣類（公克）	鈉（毫克）	鉀（毫克）	磷（毫克）
216	14.0	10.5	19.7	254	322	185

營養師小叮嚀：

■ 豆腐本身的味道較清淡，利用黑芝麻油煎，並淋上以薑爆香製成的醬汁，
　不但可增加亞麻油酸的攝取量，還可以讓豆腐更加香氣四溢。

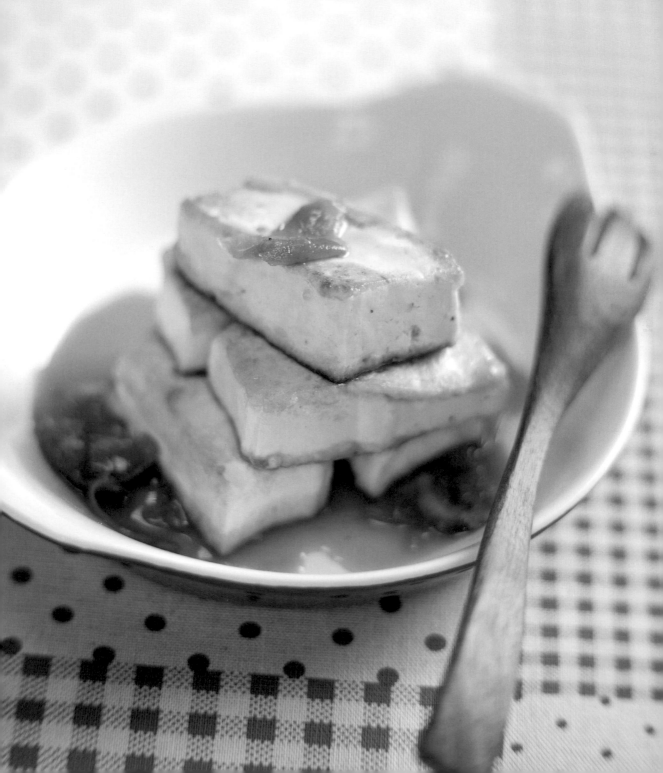

和風綠嫩豆腐 | 冷熱皆宜的好味道

材料 A：

毛豆 50 公克、嫩豆腐 140 公克

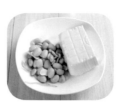

材料 B：

橄欖油 3 公克、醬油 5 公克、糖 5 公克、白醋 2 公克
水 50 公克、薑汁少許

作法：

1. 嫩豆腐切丁汆燙備用。
2. 毛豆以水煮軟後，撈起備用。
3. 將材料 B 混合後倒入鍋中煮滾，製成和風醬備用。
4. 將嫩豆腐與毛豆一起盛於盤中，再淋上和風醬即可。

食物類別分配表：

食物類別	食材名稱	重量（公克）	份數
豆魚肉蛋類	毛豆	50	1
	嫩豆腐	140	1
油脂類	橄欖油	3	0.6

營養成分分析（每人份）：

熱量（大卡）	蛋白質（公克）	脂肪（公克）	醣類（公克）	鈉（毫克）	鉀（毫克）	磷（毫克）
166	14.5	8.3	14.8	295	581	210

營養師小叮嚀：

■ 豆腐與毛豆含有豐富的蛋白質，都是素食者攝取蛋白質的良好來源。

■ 豆腐與毛豆搭配上自製的和風醬汁，不管是冷食或熱食都別有一番風味。

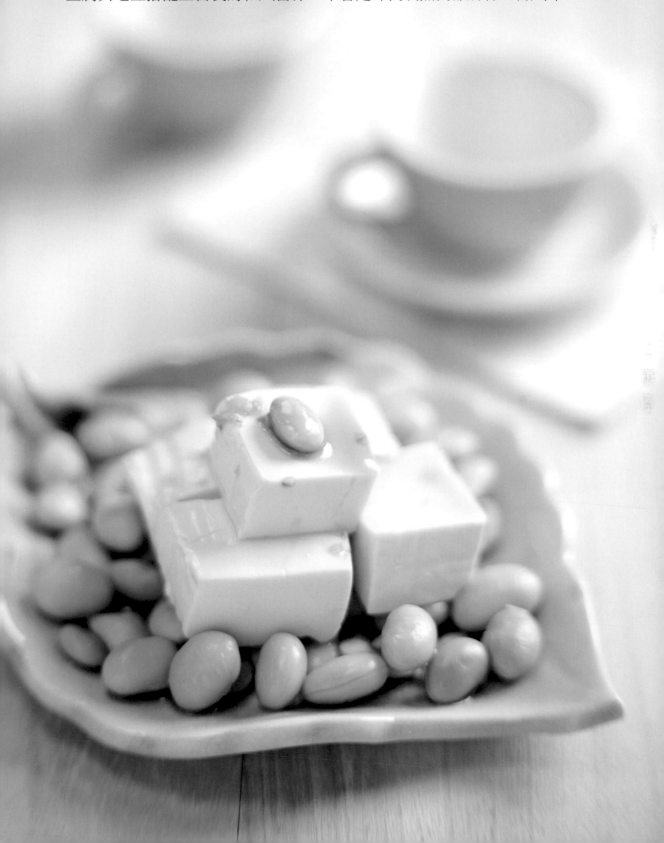

荷葉油豆腐 | 香氣撲鼻的荷葉香

材料 A：
小三角油豆腐 110 公克、乾荷葉 1 張、乾香菇 1 朵

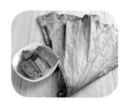

材料 B：
醬油 5 公克、五香粉蒸粉 6 公克、薑絲少許

作法：
1. 乾香菇泡軟、乾荷葉洗淨備用。
2. 三角油豆腐與醬油、薑絲及五香粉蒸粉一起拌勻。
3. 將乾香菇放在油豆腐上再以荷葉包裹，放入蒸籠以小火蒸約 30 分鐘即可。

食物類別分配表：

食物類別	食材名稱	重量（公克）	份數
豆魚肉蛋類	小三角油豆腐	110	2

營養成分分析（每人份）：

熱量（大卡）	蛋白質（公克）	脂肪（公克）	醣類（公克）	鈉（毫克）	鉀（毫克）	磷（毫克）
168	15.4	10.1	8.2	324	308	265

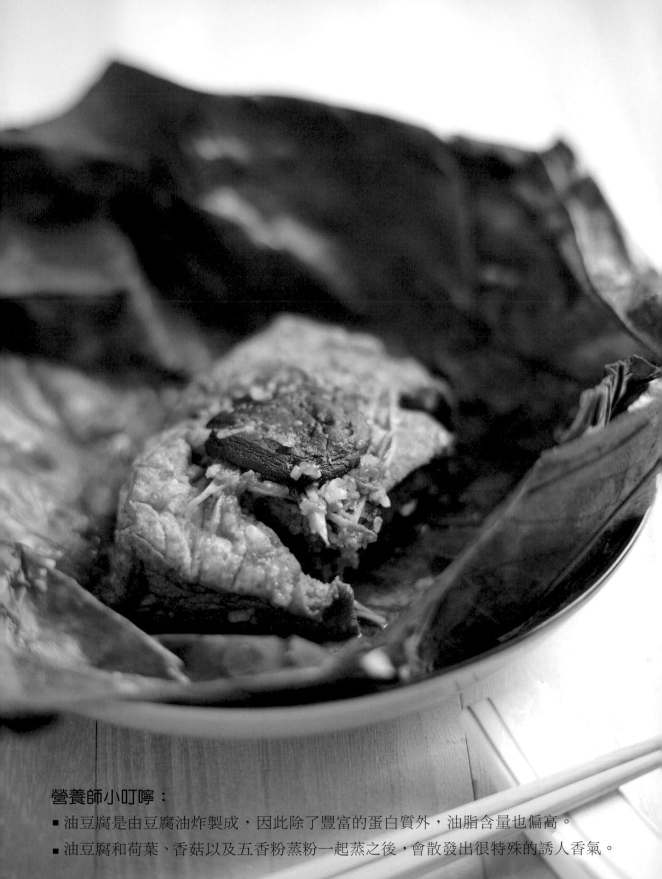

營養師小叮嚀：

■ 油豆腐是由豆腐油炸製成，因此除了豐富的蛋白質外，油脂含量也偏高。

■ 油豆腐和荷葉、香菇以及五香粉蒸粉一起蒸之後，會散發出很特殊的誘人香氣。

香烤粉蒸豆包 美味輕鬆上桌

材料 A：
豆皮 55 公克

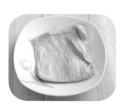

材料 B：
糖 2 公克、醬油 5 公克、五香粉蒸粉 5 公克

作法：

1. 豆皮兩面烤至金黃色備用。
2. 將五香粉蒸粉、醬油、糖拌勻，蒸至粉蒸粉之米粒熟透後，均勻塗抹於豆皮上即可。

食物類別分配表：

食物類別	食材名稱	重量（公克）	份數
豆魚肉蛋類	豆皮	55	2

營養成分分析（每人份）：

熱量（大卡）	蛋白質（公克）	脂肪（公克）	醣類（公克）	鈉（毫克）	鉀（毫克）	磷（毫克）
128	14.8	4.9	8.9	323	259	228

營養師小叮嚀：

■ 豆皮又稱為豆包，是豆漿加熱時，表面所結成的薄膜烘乾再製而成，含有豐富蛋白質。

■ 五香粉蒸粉、醬油、糖也可以加少許水，以小火煮至粉蒸粉之米粒熟透，再淋於豆皮上。

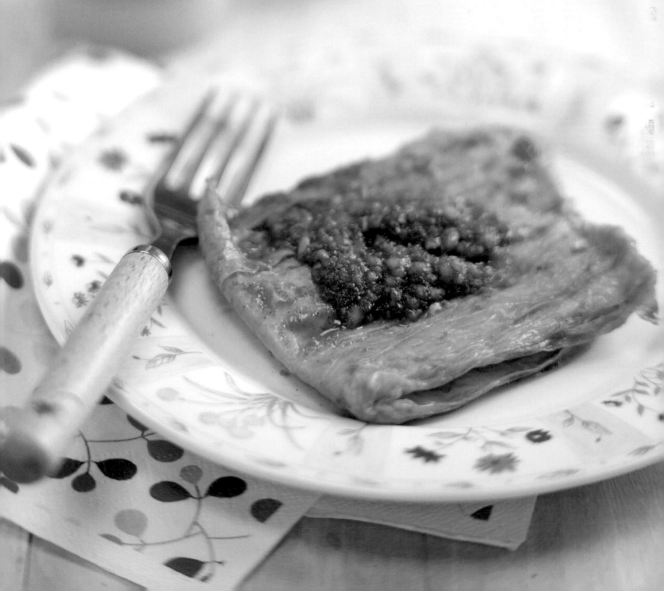

| 黑胡椒百頁 | 香酥金黃好誘人

材料 A：
百頁豆腐 100 公克

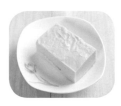

材料 B：
橄欖油適量、九層塔少許、鹽 0.5 公克、黑胡椒粉 1 公克

作法：
1. 百頁豆腐切成小三角形備用。
2. 鹽及黑胡椒粉混合，調製成黑胡椒鹽備用。
3. 熱鍋，以橄欖油將百頁豆腐炸至金黃色，盛盤。
4. 九層塔以餘油過一下油，與黑胡椒鹽一起撒於百頁豆腐上即可。

🔔 食物類別分配表：

食物類別	食材名稱	重量（公克）	份數
豆魚肉蛋類	百頁豆腐	100	2
油脂類	橄欖油	10	2

🔔 營養成分分析（每人份）：

熱量（大卡）	蛋白質（公克）	脂肪（公克）	醣類（公克）	鈉（毫克）	鉀（毫克）	磷（毫克）
289	13.5	27.1	3.1	621	30	125

營養師小叮嚀：

- 因百頁豆腐在製作時，多了一道蒸的手續，所以百頁豆腐除了有一般豆腐的營養價值外，口感也較一般豆腐Q彈，組織也較豆腐綿密紮實，更適合烤及油炸的烹調方式。

- 本道菜肴採用油炸的方式製作，其吸油量約為10公克。

- 九層塔可加可不加。

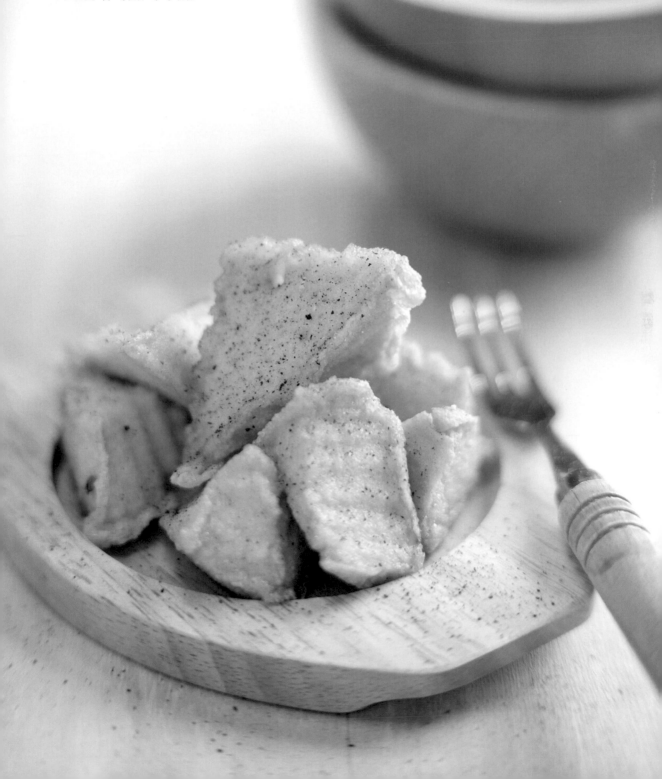

糖醋麵腸 │ 酸甜可口好開胃

材料 A：
麵腸 70 公克

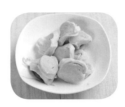

材料 B：
橄欖油 5 公克、糖 5 公克、醬油 5 公克、鹽 0.5 公克
白醋 5 公克、八角 1 粒、薑絲少許

作法：

1. 麵腸切片備用。
2. 熱鍋，以橄欖油將薑絲、八角爆香後，加入麵腸炒至略呈黃色。
3. 加入糖、鹽、醬油拌炒至入色，最後加入白醋即可。

食物類別分配表：

食物類別	食材名稱	重量（公克）	份數
豆魚肉蛋類	麵腸	70	2
油脂類	橄欖油	5	1

營養成分分析（每人份）：

熱量（大卡）	蛋白質（公克）	脂肪（公克）	醣類（公克）	鈉（毫克）	鉀（毫克）	磷（毫克）
164	14.8	6.3	12.6	479	46	61

■ 薑與八角都具有良好的提味功能，可減少鹽的用量，而糖醋的烹調方法能
有效地增進食慾。

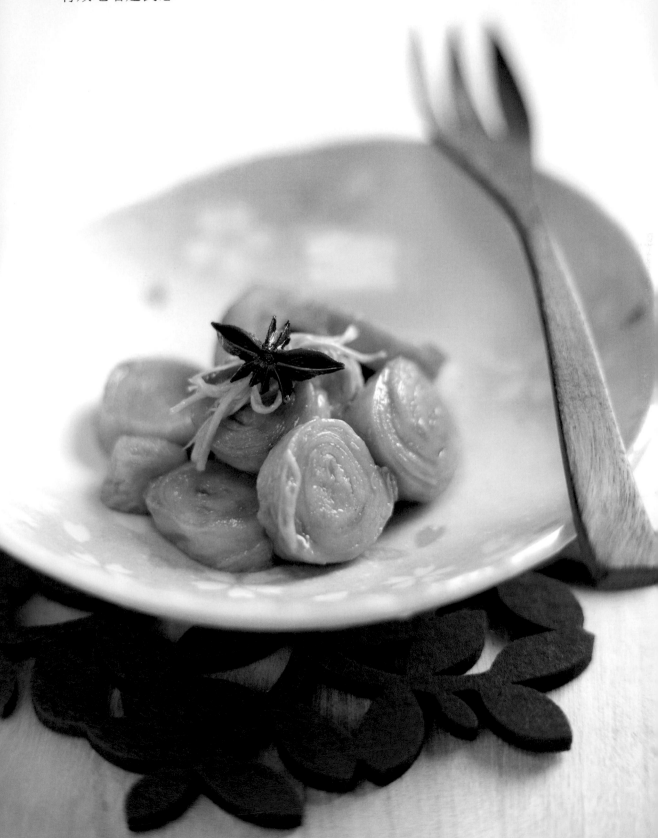

香酥素獅子頭

大口咬下好滿足

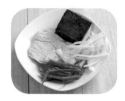

材料 A：

小方豆干 40 公克、豆皮 28 公克、豆薯 15 公克
胡蘿蔔 5 公克

材料 B：

黑芝麻油 2 公克、糖 5 公克、鹽 1 公克
薑末少許、太白粉少許

作法：

1. 小方豆干、豆皮、豆薯及胡蘿蔔以料理機絞打或刀子剁成碎末狀備用。
2. 加入材料 B 混合均勻後，搓成圓球狀。
3. 放入已預熱至約 90℃ 的烤箱中烤約 20 分鐘即可。

食物類別分配表：

食物類別	食材名稱	重量（公克）	份數
全穀根莖類	豆薯	15	-
豆魚肉蛋類	小方豆干	40	1
	豆皮	28	1
蔬菜類	胡蘿蔔	5	-
油脂類	黑芝麻油	2	0.4

※「-」表示量少，忽略不計。

營養成分分析（每人份）：

熱量（大卡）	蛋白質（公克）	脂肪（公克）	醣類（公克）	鈉（毫克）	鉀（毫克）	磷（毫克）
149	14.2	7.9	9.2	449	204	213

營養師小叮嚀：

- 小方豆干和豆皮都含有豐富的蛋白質，以烤的方式烹調，能讓豆皮散發濃郁的誘人豆香。

- 內餡使用特殊風味的黑芝麻油來調味，除了可以降低鹽量的使用外，黑芝麻油還含有豐富的亞麻油酸及維生素 E。

- 亞麻油酸是人體必需的脂肪酸，維生素 E 則是天然的抗氧化劑。

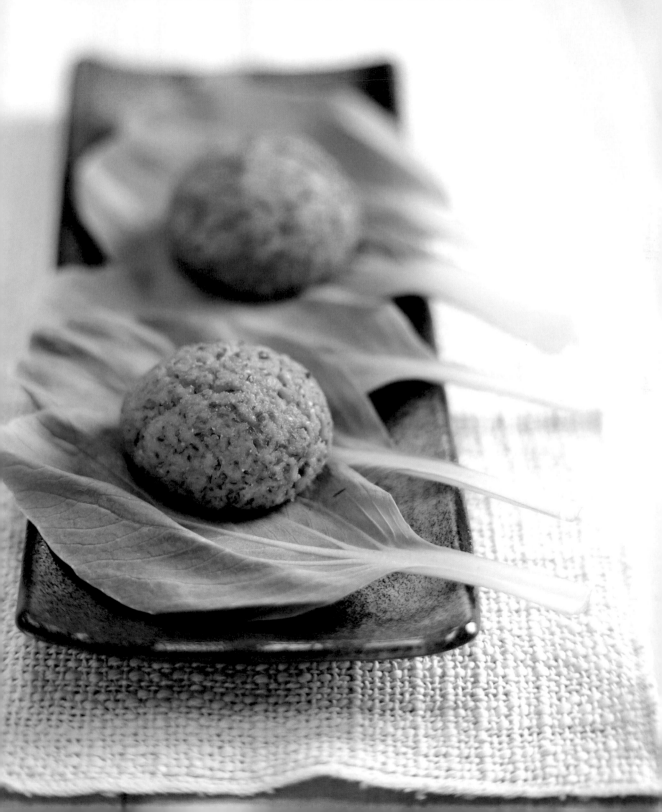

麻油豆腸 | 香軟好入口的低鈉美味

材料 A：
豆腸 55 公克

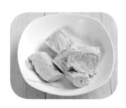

材料 B：
黑芝麻油 5 公克、糖 3 公克、醬油 5 公克、薑末少許、香菜少許

作法：
1. 豆腸切小段備用。
2. 熱鍋，以黑芝麻油爆香薑末，加入豆腸拌炒至熟，再加入糖及醬油拌炒至入味，最後加入香菜即可。

食物類別分配表：

食物類別	食材名稱	重量（公克）	份數
豆魚肉蛋類	豆腸	55	2
油脂類	黑芝麻油	5	1

營養成分分析（每人份）：

熱量（大卡）	蛋白質（公克）	脂肪（公克）	醣類（公克）	鈉（毫克）	鉀（毫克）	磷（毫克）
159	14.3	9.8	6.2	262	231	221

營養師小叮嚀：

■ 黑芝麻油富含人體不可或缺的必需脂肪酸——亞麻油酸，須避免大火烹調。

■ 豆腸富含蛋白質，質地軟，易入味，再搭配多種具有天然香氣的食材，不需使用太多含鈉調味料，仍然非常可口美味。

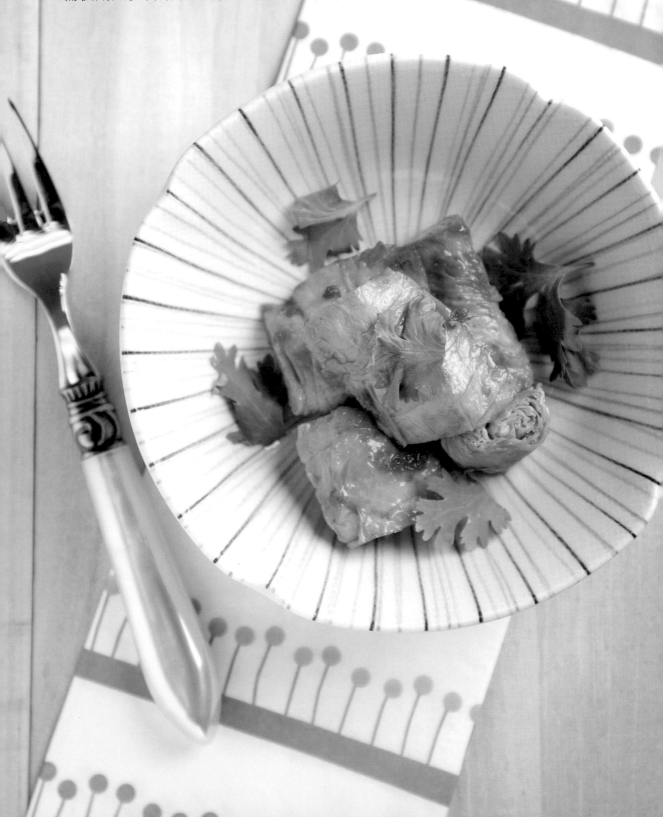

香辣滷豆干 難以忘懷的古早美味

材料 A：

五香豆干 70 公克、八角 1 粒
乾辣椒 2 公克、香菜少許

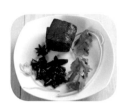

材料 B：

香油 2 公克、醬油 5 公克、糖 5 公克、水適量、胡椒粒 1.5 公克
花椒粒 1.5 公克、紅辣椒末少許

作法：

1. 鍋內加水、五香豆干、醬油、糖、八角、乾辣椒、胡椒粒、花椒粒，
   以小火慢慢滷至入味、收汁。
2. 加入香油、紅辣椒末、香菜即可。

食物類別分配表：

食物類別	食材名稱	重量（公克）	份數
豆魚肉蛋類	五香豆干	70	2
油脂類	香油	2	0.4

營養成分分析（每人份）：

熱量（大卡）	蛋白質（公克）	脂肪（公克）	醣類（公克）	鈉（毫克）	鉀（毫克）	磷（毫克）
177	14.5	9.3	13.8	571	282	223

營養師小叮嚀：

■ 五香豆干在滷製前先用刀子劃幾道，較容易入味。

■ 五香豆干的鈉含量較高，故搭配具有提味作用的八角、乾辣椒、胡椒粒、
花椒粒、香油、紅辣椒末、香菜，使其不需太多醬油即可滷出好味道。

■ 怕辣者，可以不放紅辣椒末。

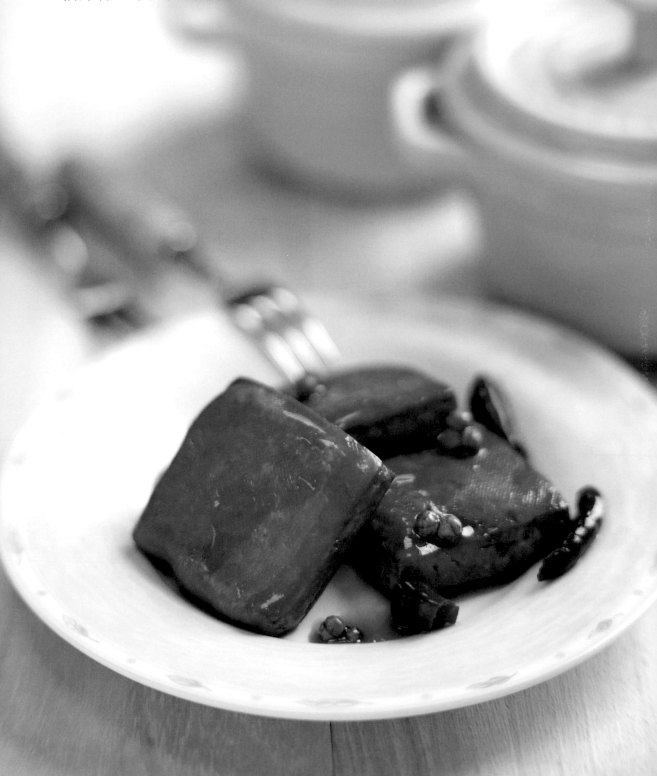

副菜＆蔬菜 ▏簡單方便好料理

黃豆駕輕舟、炒四寶、素阿給……，這些菜色不但營養均衡、活潑有創意，烹調起來更是簡單方便；害怕蔬菜鉀離子過高的朋友，也只要將蔬菜事前汆燙處理，就可以安心享用來自大自然的清新。你也趕快進廚房，做一道來品嘗品嘗！

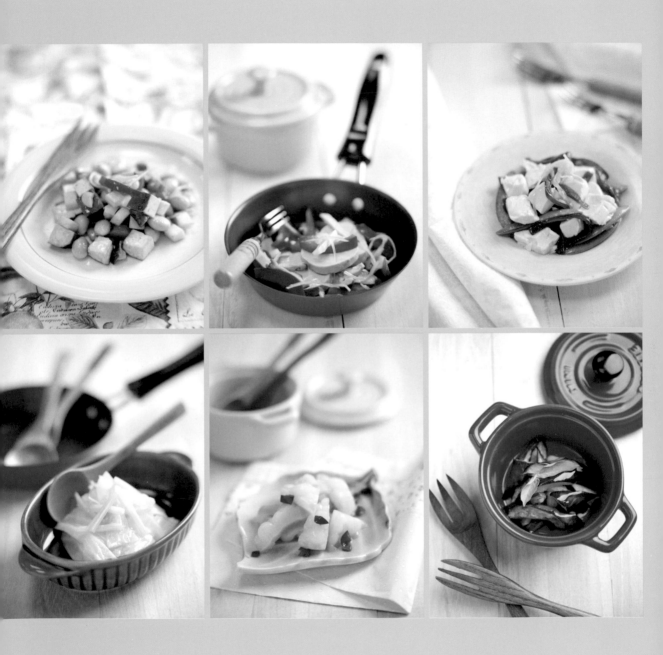

| 毛豆玉米筍 | 香脆爽口又營養

材料 A：
毛豆 25 公克、玉米筍 50 公克、胡蘿蔔 20 公克

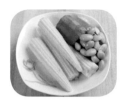

材料 B：
橄欖油 5 公克、鹽 0.5 公克

作法：

1. 玉米筍、胡蘿蔔洗淨切丁後，與毛豆一起汆燙備用。
2. 熱鍋，以橄欖油將汆燙過的玉米筍、胡蘿蔔及毛豆炒至熟透，再加鹽調味即可。

食物類別分配表：

食物類別	食材名稱	重量（公克）	份數
豆魚肉蛋類	毛豆	25	0.5
蔬菜類	玉米筍 胡蘿蔔	70	0.7
油脂類	橄欖油	5	1

營養成分分析（每人份）：

熱量（大卡）	蛋白質（公克）	脂肪（公克）	醣類（公克）	鈉（毫克）	鉀（毫克）	磷（毫克）
89	5.0	6.0	7.6	213	323	85

營養師小叮嚀：

■ 玉米屬於全穀根莖類，而玉米筍則屬於蔬菜類。

■ 玉米筍的口感甜脆、膳食纖維含量多，咀嚼功能差者，吃起來可能會較為吃力，此時可以選擇以白蘿蔔替代玉米筍。

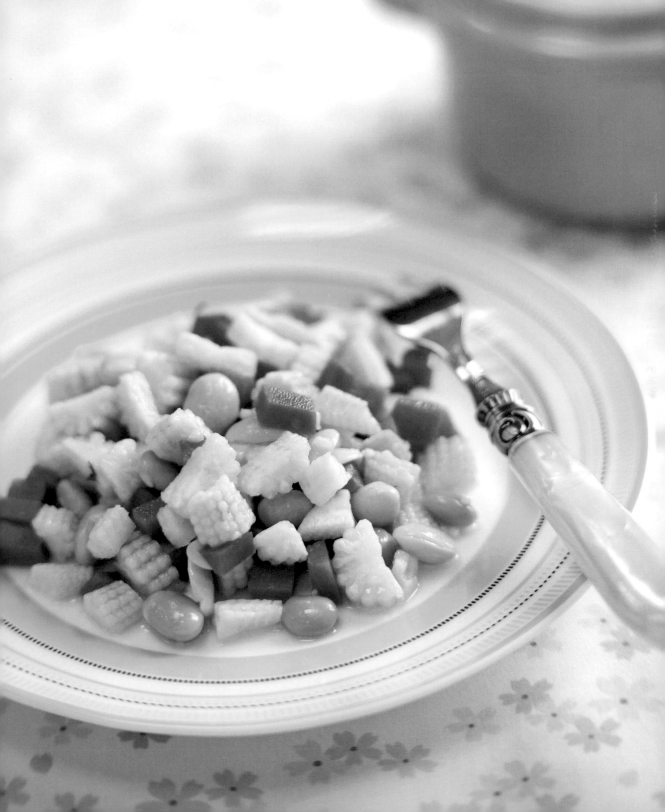

炒四寶 | 大人小孩都愛吃

材料 A：

毛豆 25 公克、小方豆干 20 公克、紅椒 10 公克
乾香菇 10 公克、麻竹筍 20 公克

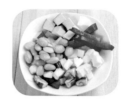

材料 B：

橄欖油 5 公克、鹽 0.5 公克、醬油 2 公克、薑絲少許

作法：

1. 乾香菇以水泡軟，切丁備用。
2. 小方豆干、麻竹筍切丁，紅椒切絲備用。
3. 毛豆、紅椒絲、筍丁及香菇丁一起汆燙備用。
4. 熱鍋，以橄欖油爆香薑絲後，加入小方豆干丁、毛豆、紅椒絲、筍丁、
   香菇丁、鹽及醬油拌炒均勻即可。

食物類別分配表：

食物類別	食材名稱	重量（公克）	份數
豆魚肉蛋類	毛豆	25	0.5
	小方豆干	20	0.5
蔬菜類	紅椒、乾香菇 麻竹筍	40	0.4
油脂類	橄欖油	5	1

營養成分分析（每人份）：

熱量（大卡）	蛋白質（公克）	脂肪（公克）	醣類（公克）	鈉（毫克）	鉀（毫克）	磷（毫克）
131	9.8	7.8	12.2	321	482	166

營養師小叮嚀：

■ 本道菜肴呈現紅、綠、黃、黑 4 種顏色，每種顏色的食材均含有不同的可貴植物素與營養成分，是一道美味可口、營養價值高的菜肴。

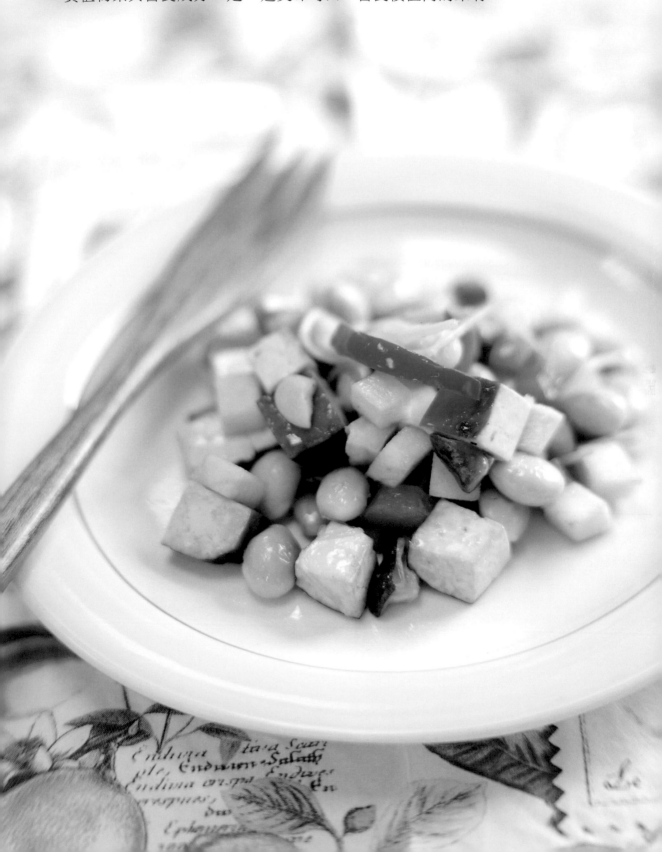

珍香豆包捲 外酥內脆好爽口

材料 A：

涼薯 10 公克、小黃瓜 5 公克、黃椒 5 公克
豆皮 1 張（30 公克）、玉米筍 10 公克

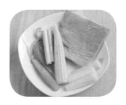

材料 B：

橄欖油 3 公克、鹽 0.5 公克、糖 3 公克、麵粉少許、胡蘿蔔 10 公克

作法：

1. 玉米筍、胡蘿蔔、涼薯、小黃瓜、黃椒切絲，一起汆燙後備用。

2. 將作法 1 汆燙好的蔬菜加鹽與糖拌勻後，鋪於豆皮上，捲起豆皮包成春捲狀，再以麵粉封口。

3. 熱鍋，加入橄欖油，先將豆包捲封口面朝下放於鍋中煎，再將兩面煎至金黃色即可。

🍳 食物類別分配表：

食物類別	食材名稱	重量（公克）	份數
全穀根莖類	涼薯	10	-
豆魚肉蛋類	豆皮	30	1
蔬菜類	玉米筍、胡蘿蔔小黃瓜、黃椒	30	0.3
油脂類	橄欖油	3	0.6

※「-」表示量少，忽略不計。

🍳 營養成分分析（每人份）：

熱量（大卡）	蛋白質（公克）	脂肪（公克）	醣類（公克）	鈉（毫克）	鉀（毫克）	磷（毫克）
95	7.8	5.7	5.0	203	146	124

營養師小叮嚀：

- 將富含高生物價蛋白質的豆皮，包裹多種顏色的蔬菜一起煎，能同時吃到豆皮的香濃豆香味及蔬菜的鮮甜口感，均衡又健康。

- 玉米筍鐵質含量高，100 公克即含 1.7 毫克的鐵。

- 玉米筍有獨特的清香味，口感甜脆，且富含膳食纖維，能促進腸道蠕動，幫助排便。

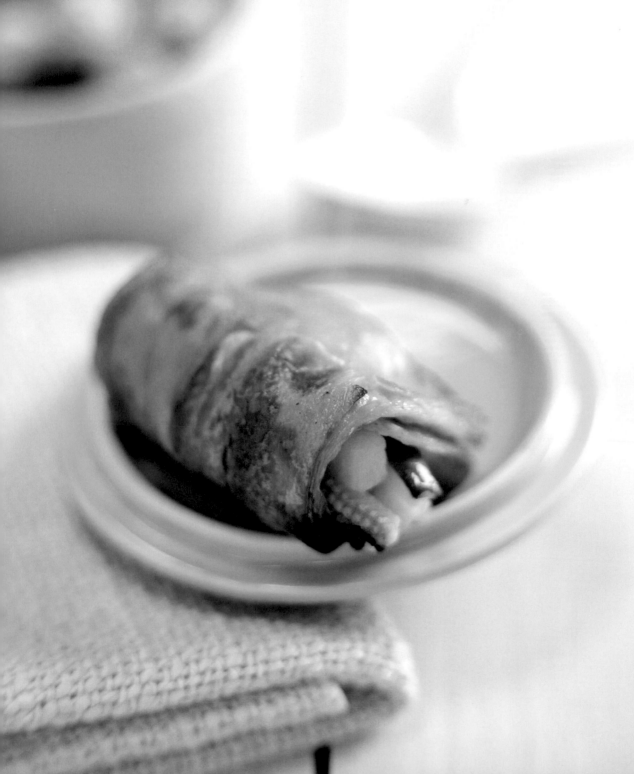

黃豆駕輕舟 營養有創意的新吃法

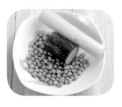

材料 A：
黃豆 20 公克、小黃瓜 25 公克、西洋芹菜 25 公克

材料 B：
橄欖油 3 公克、鹽 0.5 公克、醬油 3 公克、糖 5 公克
白醋 2 公克、水 50 公克、薑汁少許、香油少許

作法：

1. 黃豆泡水、蒸熟，備用。
2. 西洋芹菜、小黃瓜洗淨切段後再對半縱切，取少部份處理過的芹菜及小黃瓜切成細絲。
3. 將縱切及切絲的小黃瓜與芹菜皆汆燙後備用。
4. 把材料 B 混合，入鍋煮沸，製成醬汁。
5. 將小黃瓜及芹菜的縱切面朝上擺盤（狀似小舟於湖中）、細絲隨意擺放於盤中（如湖中波紋），黃豆放置於小黃瓜與西洋芹菜之縱切面上與盤上，最後淋上醬汁即可。

食物類別分配表：

食物類別	食材名稱	重量（公克）	份數
豆魚肉蛋類	黃豆	20	1
蔬菜類	小黃瓜西洋芹	50	0.5
油脂類	橄欖油	3	0.6

營養成分分析（每人份）：

熱量（大卡）	蛋白質（公克）	脂肪（公克）	醣類（公克）	鈉（毫克）	鉀（毫克）	磷（毫克）
125	7.8	6.2	13.1	367	448	105

營養師小叮嚀：

■ 黃豆含有豐富的高生物價蛋白質及膳食纖維，對素食者來說，是很好的蛋白質與膳食纖維攝取來源。

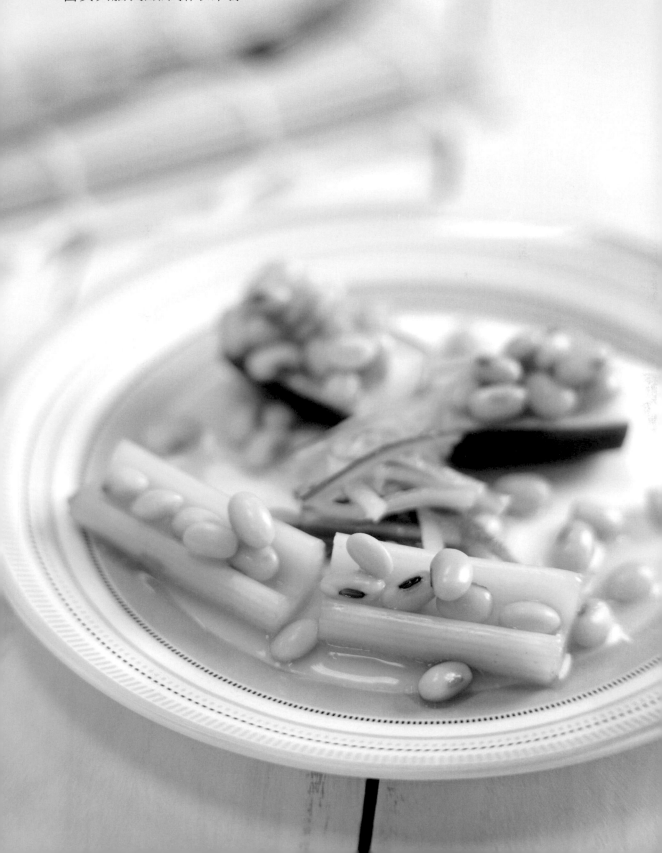

素阿給 好料藏在豆腐中

材料 A：

三角油豆腐 1 個（約 28 公克）、冬粉 2 公克
荸薺 5 公克、涼薯 5 公克、乾香菇 1 公克

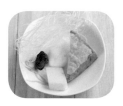

材料 B：

醬油 3 公克、鹽 0.5 公克

作法：

1. 將三角油豆腐中心挖空備用。
2. 乾香菇泡軟，與荸薺、涼薯均切小丁，一起汆燙備用。
3. 冬粉泡水至軟後切小段，瀝乾備用。
4. 將香菇、荸薺、涼薯、冬粉及挖出之豆腐混合後，加入醬油及鹽攪拌均勻，塞入三角油豆腐中，蒸熟即可。

食物類別分配表：

食物類別	食材名稱	重量（公克）	份數
全穀根莖類	冬粉、荸薺涼薯	12	-
蔬菜類	乾香菇	1	-
豆魚肉蛋類	三角油豆腐	28	0.5

※「-」表示量少，忽略不計。

營養成分分析（每人份）：

熱量（大卡）	蛋白質（公克）	脂肪（公克）	醣類（公克）	鈉（毫克）	鉀（毫克）	磷（毫克）
57	4.3	2.6	5.5	349	142	78

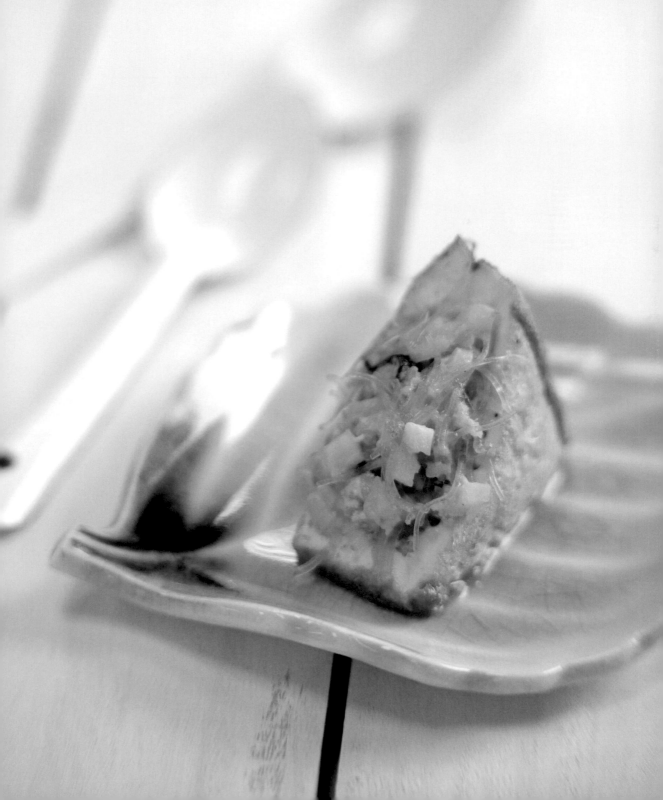

清蒸素什錦 健康好滋味

材料 A：

素雞 50 公克、生鮮香菇 5 公克、桂竹筍 10 公克
紅椒 15 公克

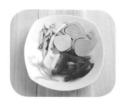

材料 B：

香油 3 公克、鹽 0.5 公克、薑絲少許

作法：

1. 素雞切成片狀備用。
2. 生鮮香菇、桂竹筍及紅椒切成條狀備用。
3. 將素雞、生鮮香菇、桂竹筍及紅椒汆燙後，以鹽調味，撒上薑絲，蒸熟後，淋上香油即可。

🥄 食物類別分配表：

食物類別	食材名稱	重量（公克）	份數
豆魚肉蛋類	素雞	50	1
蔬菜類	生鮮香菇 桂竹筍、紅椒	30	0.3
油脂類	香油	3	0.6

🥄 營養成分分析（每人份）：

熱量（大卡）	蛋白質（公克）	脂肪（公克）	醣類（公克）	鈉（毫克）	鉀（毫克）	磷（毫克）
134	7.5	7.1	11.2	506	75	82

營養師小叮嚀：

- 紅椒含有豐富的維生素 A 及 C，維生素 A 有利於維持視力及表皮細胞的完整性。

- 香油含有豐富的亞麻油酸及次亞麻油酸，能提供人體必需的脂肪酸，並可促進維生素 A 之吸收。

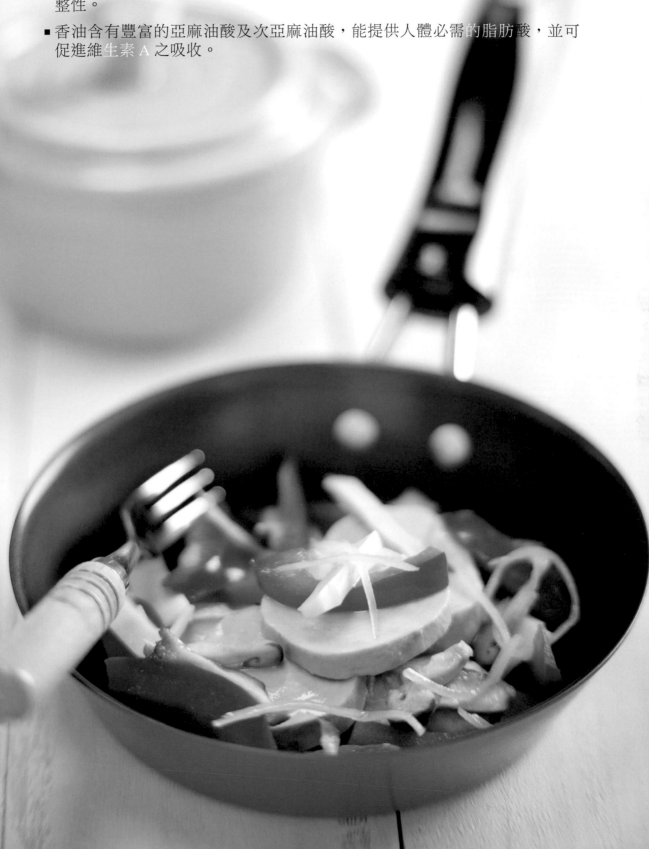

鮮蔬燴嫩豆腐 | 豐郁滑潤好順口

材料 A：

嫩豆腐 70 公克、甜豌豆莢 25 公克
黑木耳 15 公克

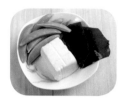

材料 B：

橄欖油 3 公克、鹽 0.5 公克、薑絲少許
太白粉水少許、水少許

作法：

1. 黑木耳切絲、嫩豆腐切丁，備用。
2. 熱鍋，以橄欖油爆香薑絲後，加入甜豌豆莢與黑木耳快炒至半熟，再加入嫩豆腐與水煮至滾。
3. 加入鹽調味，再以太白粉水勾薄芡即可。

食物類別分配表：

食物類別	食材名稱	重量（公克）	份數
豆魚肉蛋類	嫩豆腐	70	0.5
蔬菜類	甜豌豆莢 黑木耳	40	0.4
油脂類	橄欖油	3	0.6

營養成分分析（每人份）：

熱量（大卡）	蛋白質（公克）	脂肪（公克）	醣類（公克）	鈉（毫克）	鉀（毫克）	磷（毫克）
71	4.3	4.8	4.8	221	168	70

營養師小叮嚀：

- 黑木耳含鉀量低，且含豐富膳食纖維，每 100 公克的黑木耳含有 7.7 公克的膳食纖維，可促進腸道蠕動，幫助排便。

- 因黑木耳質地柔軟，所以非常適合咀嚼功能差者食用。

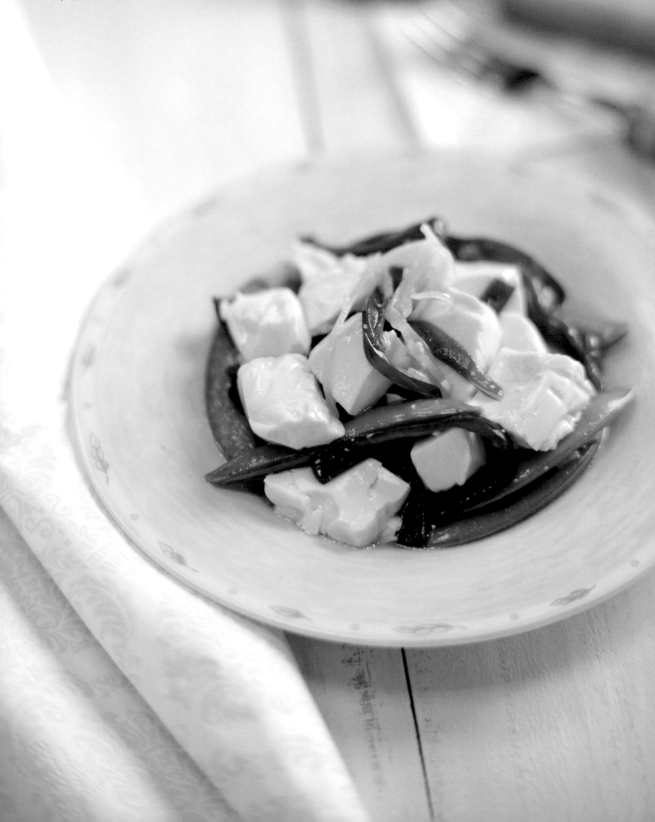

素炒三絲 低卡健康助消化

材料 A：
小方豆干 40 公克 、青木瓜 50 公克
黑木耳 20 公克

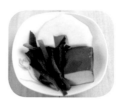

材料 B：
橄欖油 5 公克、鹽 0.5 公克、白胡椒粉少許

作法：
1. 將豆干、青木瓜及黑木耳洗淨切絲後，一起以滾水燙熟備用。
2. 熱鍋，以橄欖油炒香豆干絲、青木瓜絲及黑木耳絲。
3. 加入鹽、白胡椒粉調味即可。

食物類別分配表：

食物類別	食材名稱	重量（公克）	份數
豆魚肉蛋類	小方豆干	40	1
蔬菜類	青木瓜 黑木耳	70	0.7
油脂類	橄欖油	5	1

營養成分分析（每人份）：

熱量 （大卡）	蛋白質 （公克）	脂肪 （公克）	醣類 （公克）	鈉 （毫克）	鉀 （毫克）	磷 （毫克）
116	7.5	8.5	6.4	245	154	111

營養師小叮嚀：

- 青木瓜和黑木耳所含的熱量低、膳食纖維量高，是良好的膳食纖維來源。
- 青木瓜的鈉含量雖然極低，鉀含量卻稍高，但經過水煮後，即可降低許多鉀含量。
- 黑木耳所含的鈉與鉀量均低，適合限鈉與限鉀者食用。

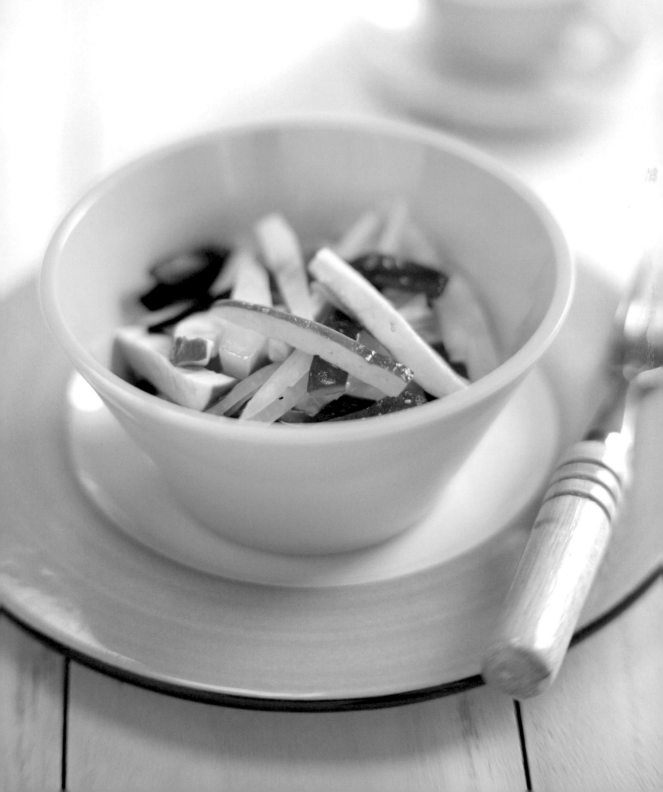

甘甜酸豆腸 | 挑動味蕾最開胃

材料 A：

豆腸 28 公克、紅椒 10 公克
小黃瓜 40 公克

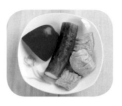

材料 B：

橄欖油 5 公克、鹽 0.5 公克、醬油 3 公克
糖 5 公克、白醋少許

作法：

1. 豆腸切段備用。
2. 紅椒與小黃瓜切丁後，一起汆燙備用。
3. 熱鍋，以橄欖油將豆腸先炒香，再加入紅椒、小黃瓜、鹽、醬油及糖拌炒，起鍋前加入白醋即可。

食物類別分配表：

食物類別	食材名稱	重量（公克）	份數
豆魚肉蛋類	豆腸	28	1
蔬菜類	紅椒、小黃瓜	50	0.5
油脂類	橄欖油	5	1

營養成分分析（每人份）：

熱量（大卡）	蛋白質（公克）	脂肪（公克）	醣類（公克）	鈉（毫克）	鉀（毫克）	磷（毫克）
122	7.7	7.5	7.7	354	183	124

營養師小叮嚀：

■ 豆腸含豐富的植物性蛋白質，是素食者良好的蛋白質來源。

■ 本道菜的甘甜酸味，有極佳的促進食慾作用，對於食慾不振者，是很好的
一道料理。

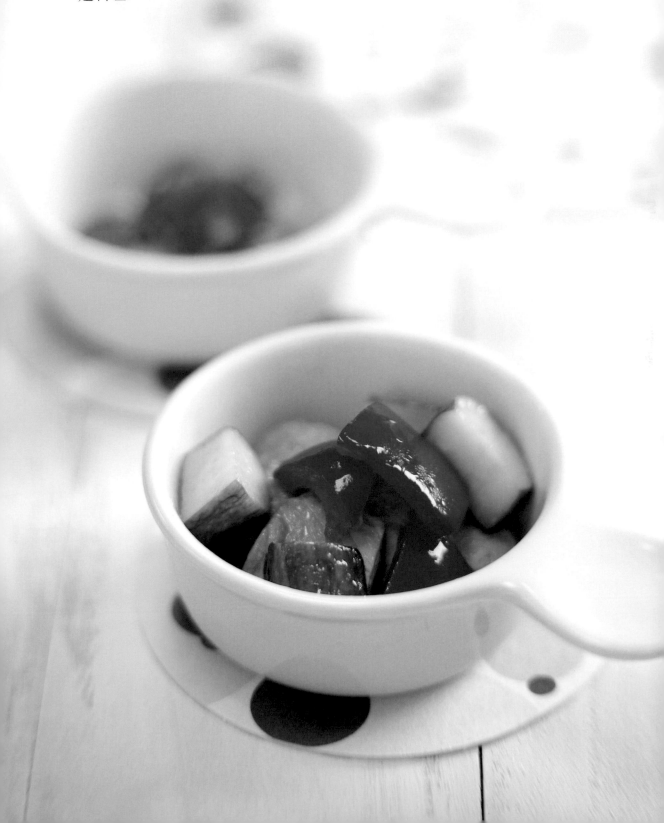

塔香茄子 | 開胃不油膩

材料 A：
茄子 100 公克

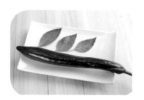

材料 B：
橄欖油 5 公克、糖 5 公克、鹽 0.5 公克、太白粉水少許
九層塔適量、水少許

作法：
1. 茄子切片備用。
2. 熱鍋，以橄欖油將茄子過熱油後備用。
3. 將水、糖、鹽加入鍋中，與鍋內剩餘的油一起煮滾。
4. 加入茄子，一起燒至茄子變軟時，再放入少許太白粉水勾薄芡，最後加入九層塔拌炒均勻即可。

食物類別分配表：

食物類別	食材名稱	重量（公克）	份數
蔬菜類	茄子	100	1
油脂類	橄欖油	5	1

營養成分分析（每人份）：

熱量（大卡）	蛋白質（公克）	脂肪（公克）	醣類（公克）	鈉（毫克）	鉀（毫克）	磷（毫克）
84	1.2	5.5	10.2	198	229	29

營養師小叮嚀：

■ 茄子過熱油可保持其鮮亮的紫色，而九層塔的特殊香味，可增加菜肴的香味並降低鹽分的用量。

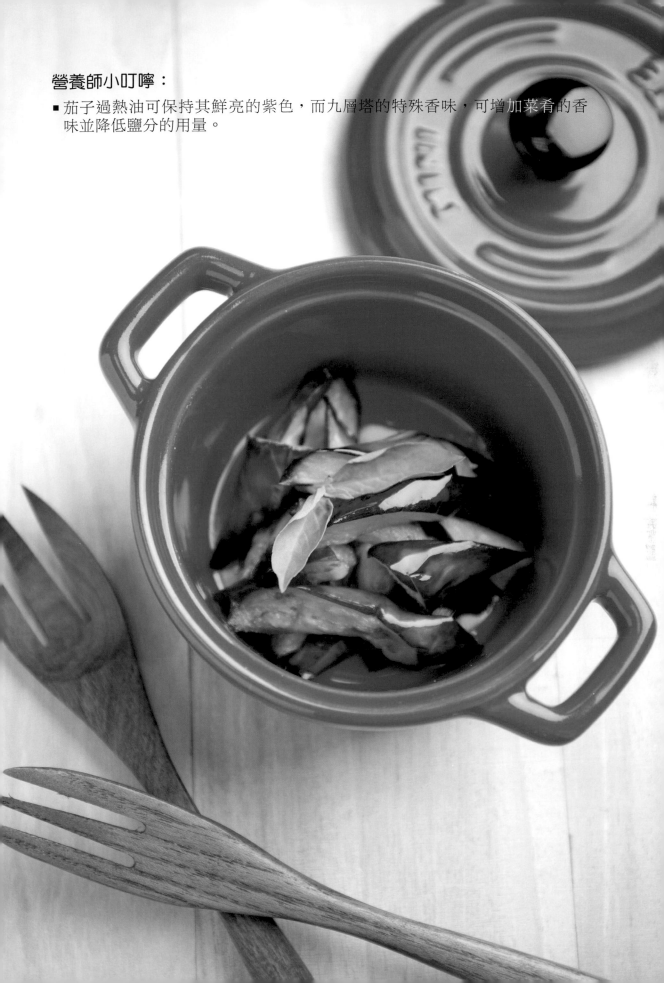

薑絲炒黑木耳 一口接一口的美味

材料 A：
黑木耳 100 公克

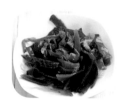

材料 B：
黑芝麻油 5 公克、鹽 0.5 公克、薑絲適量、水少許

作法：

1. 將黑木耳切成粗絲備用。
2. 熱鍋，以黑芝麻油爆香薑絲，再加入黑木耳及少許的水拌炒至熟，待汁收乾時，加鹽調味即可。

食物類別分配表：

食物類別	食材名稱	重量（公克）	份數
蔬菜類	黑木耳	100	1
油脂類	黑芝麻油	5	1

營養成分分析（每人份）：

熱量（大卡）	蛋白質（公克）	脂肪（公克）	醣類（公克）	鈉（毫克）	鉀（毫克）	磷（毫克）
68	1.1	5.1	9.0	405	58	25

營養師小叮嚀：

■ 黑芝麻油爆香薑時，會散發出特殊的香氣，可以增添風味，降低鹽量的使用。

■ 黑木耳的鉀含量極低，非常適合需限鉀者食用。

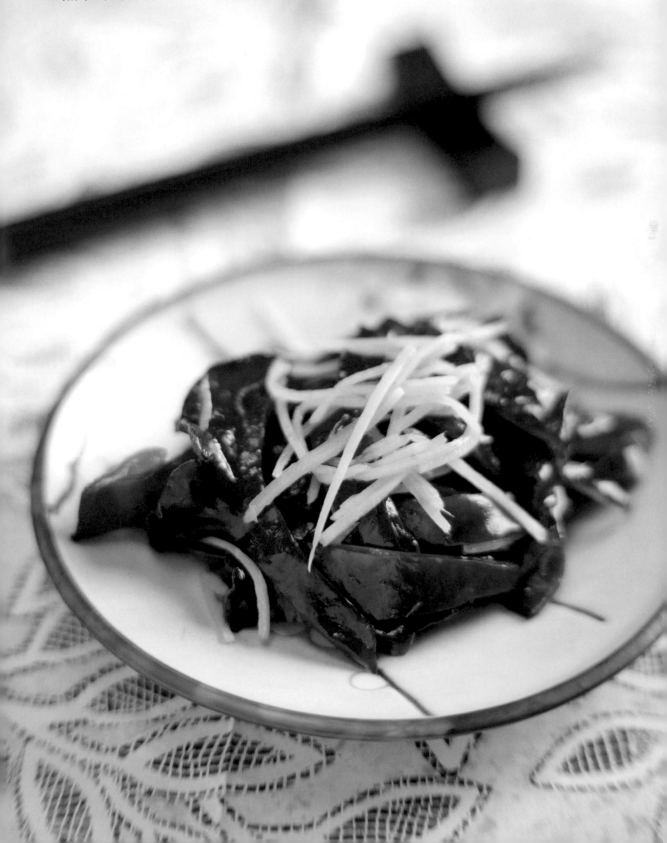

辣醬黃秋葵 | 滑嫩清脆最可口

材料 A：

黃秋葵 70 公克 (約 5 根)

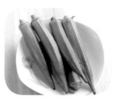

材料 B：

香油 3 公克、醬油膏 5 公克、紅辣椒末少許、水適量、冷開水適量

作法：

1. 將黃秋葵以水煮至熟後撈起，並泡冷開水冷卻備用。
2. 將黃秋葵瀝乾，並切片裝入盤中。
3. 將醬油膏、香油、紅辣椒末混合後，加冷開水拌勻成醬汁。
4. 作法 3 的醬汁淋於黃秋葵上即可完成。

食物類別分配表：

食物類別	食材名稱	重量 (公克)	份數
蔬菜類	黃秋葵	70	0.7
油脂類	香油	3	0.6

營養成分分析 (每人份)：

熱量 （大卡）	蛋白質 （公克）	脂肪 （公克）	醣類 （公克）	鈉 （毫克）	鉀 （毫克）	磷 （毫克）
53	1.9	3.1	6.5	209	169	45

營養師小叮嚀：

- 黃秋葵本身富含黏液，因此清洗黃秋葵前，不需將蒂頭切掉，否則在水煮的過程中，黏液容易在水中流失掉。

- 醬油膏加香油、紅辣椒與開水調成醬汁，不僅可增添風味，還可減少醬油膏的使用量。

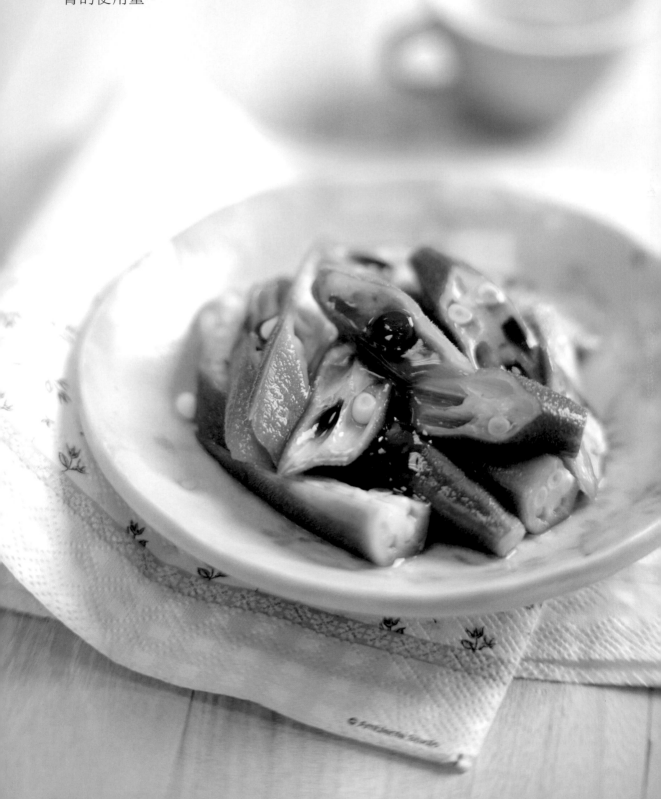

白燒蘿蔔 清淡甜美最消暑

材料 A：

白蘿蔔 100 公克

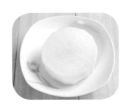

材料 B：

橄欖油 5 公克、鹽 0.5 公克、水少許、薑片少許、香菜少許

作法：

1. 白蘿蔔切丁備用。
2. 熱鍋，以橄欖油將薑片爆香後，加入水與白蘿蔔，並以小火燜煮至軟，待汁收乾時，加入鹽調味，再加入香菜即可。

🍴 食物類別分配表：

食物類別	食材名稱	重量（公克）	份數
蔬菜類	白蘿蔔	100	1
油脂類	橄欖油	5	1

🍴 營養成分分析（每人份）：

熱量 （大卡）	蛋白質 （公克）	脂肪 （公克）	醣類 （公克）	鈉 （毫克）	鉀 （毫克）	磷 （毫克）
61	0.6	5.1	4.1	241	121	17

營養師小叮嚀：

- 白蘿蔔的鉀、鈉、磷含量低。

- 白蘿蔔外觀可分三部分：

  頭部：靠近葉子約 1/3 的部份，此部分味道較甜，適合以涼拌、醃漬、磨蘿蔔泥的料理方式呈現，這些料理方式可充分展現其甜味。

  中段：約占整根蘿蔔的 1/2，此部分肉質均勻，適合燉煮。

  尾部：辣味較重，可做成味噌湯以掩蓋辣味，或用來製成需凸顯辛辣的蘿蔔泥。

- 香菜可加可不加。

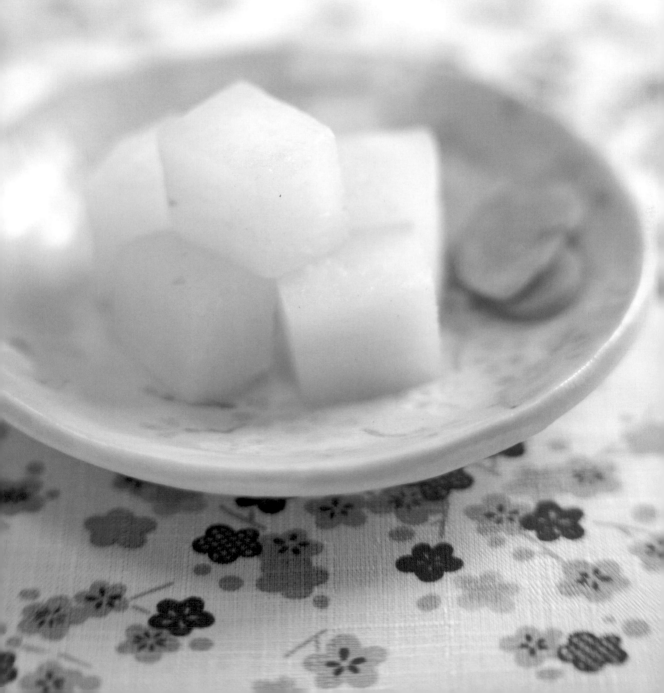

紅椒盅 好看又營養

材料 A：

紅椒 40 公克、敏豆 10 公克、蘆筍 10 公克
綠豆芽 10 公克

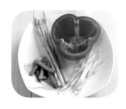

材料 B：

橄欖油 3 公克、鹽 0.5 公克、黑胡椒粉 1 公克

作法：

1. 紅椒對半橫切，取半個去除內部籽後，過熱油（橄欖油）備用。
2. 將鹽、黑胡椒粉拌勻成黑胡椒鹽備用。
3. 敏豆、蘆筍及綠豆芽均切小段一起汆燙，再撈起瀝乾，瀝乾後均勻的拌入黑胡椒鹽，再將全部材料放入紅椒內即可。

🍳 食物類別分配表：

食物類別	食材名稱	重量（公克）	份數
蔬菜類	紅椒、敏豆蘆筍、綠豆芽	70	0.7
油脂類	橄欖油	3	0.6

🍳 營養成分分析（每人份）：

熱量（大卡）	蛋白質（公克）	脂肪（公克）	醣類（公克）	鈉（毫克）	鉀（毫克）	磷（毫克）
49	1.1	3.3	4.9	199	149	24

營養師小叮嚀：

■ 紅椒過熱油，不僅可讓紅椒的紅色更漂亮，還能讓紅椒的維生素Ａ更容易
　被人體所吸收。

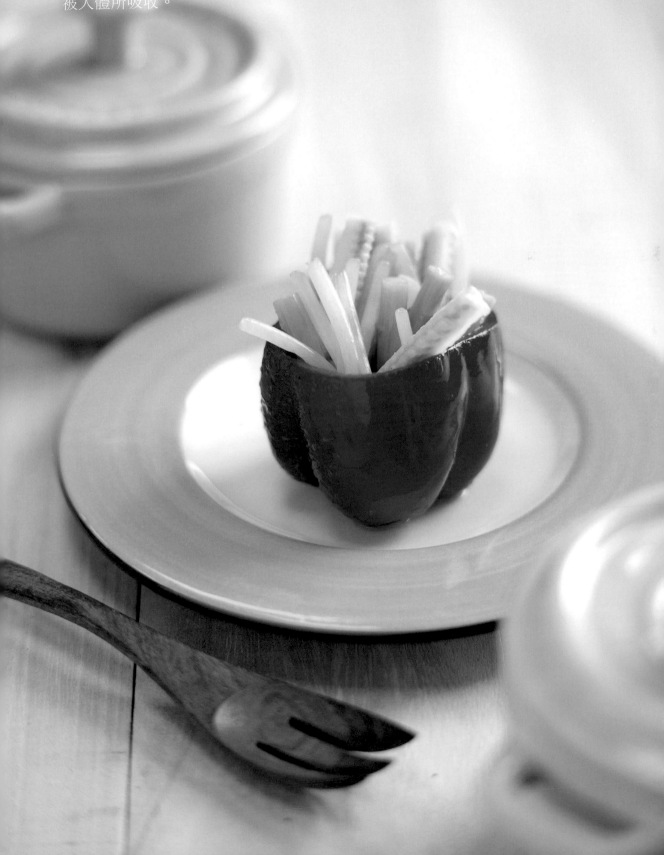

膳糊牛蒡 | 獨一無二的精緻美味

材料 A：
牛蒡 30 公克、海帶 20 公克、生鮮香菇 10 公克

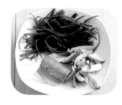

材料 B：
黑芝麻油 5 公克、冰糖 5 公克、鹽 0.5 公克、黑胡椒粉少許、薑汁少許
太白粉水少許、白醋水適量、水少許

作法：

1. 海帶與生鮮香菇切絲備用。
2. 牛蒡洗淨、去皮切絲後，立刻放入冷水中沖洗，再將其泡入白醋水中。
3. 將牛蒡絲與海帶絲汆燙後備用。
4. 熱鍋，以黑芝麻油將生鮮香菇絲炒香後，加入牛蒡絲與海帶絲拌炒均勻，再加入薑汁、冰糖及水煮滾。
5. 最後加入鹽與黑胡椒粉，再以太白粉水勾薄芡即可。

食物類別分配表：

食物類別	食材名稱	重量（公克）	份數
蔬菜類	牛蒡、海帶 生鮮香菇	60	0.6
油脂類	黑芝麻油	5	1

營養成分分析（每人份）：

熱量（大卡）	蛋白質（公克）	脂肪（公克）	醣類（公克）	鈉（毫克）	鉀（毫克）	磷（毫克）
92	1.2	5.1	12.4	261	135	39

營養師小叮嚀：

■ 牛蒡易氧化變黑，所以牛蒡洗淨、去皮切絲後，需快速放入冷水中沖洗，再將其泡入白醋水中（水 4 杯 + 白醋 2 杯），以防止牛蒡變黑。

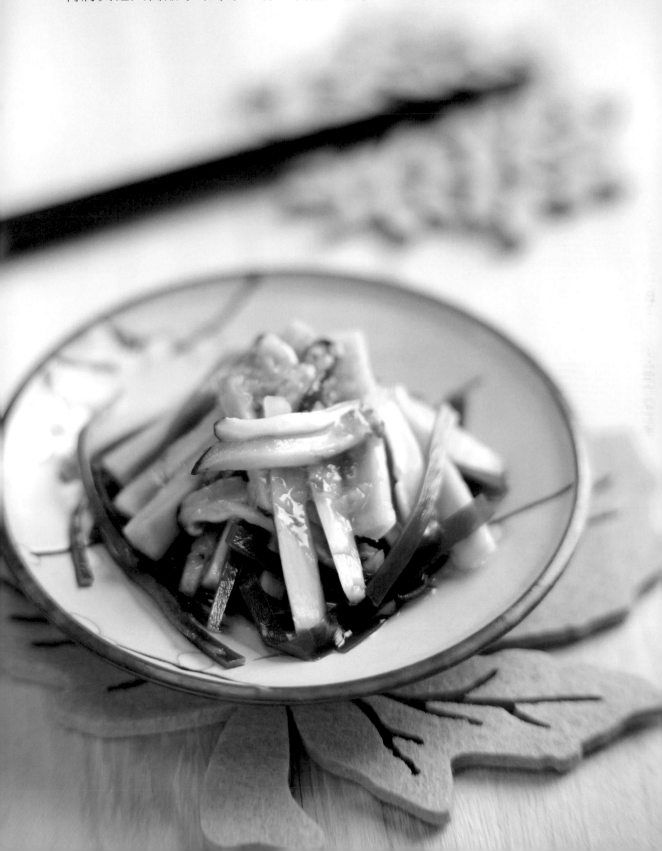

芹香高麗菜 回味無窮的甘甜清脆

材料 A：
高麗菜 80 公克、芹菜 20 公克

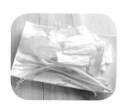

材料 B：
橄欖油 5 公克、鹽 0.5 公克、薑絲少許、水少許

作法：
1. 將高麗菜切片、芹菜切段備用。
2. 高麗菜及芹菜洗淨汆燙後，瀝乾備用。
3. 熱鍋，以橄欖油將薑絲爆香後，加入高麗菜、芹菜及少許水拌炒至熟，再加鹽調味即可。

食物類別分配表：

食物類別	食材名稱	重量（公克）	份數
蔬菜類	高麗菜、芹菜	100	1
油脂類	橄欖油	5	1

營養成分分析（每人份）：

熱量（大卡）	蛋白質（公克）	脂肪（公克）	醣類（公克）	鈉（毫克）	鉀（毫克）	磷（毫克）
64	1.2	5.2	4.5	219	206	30

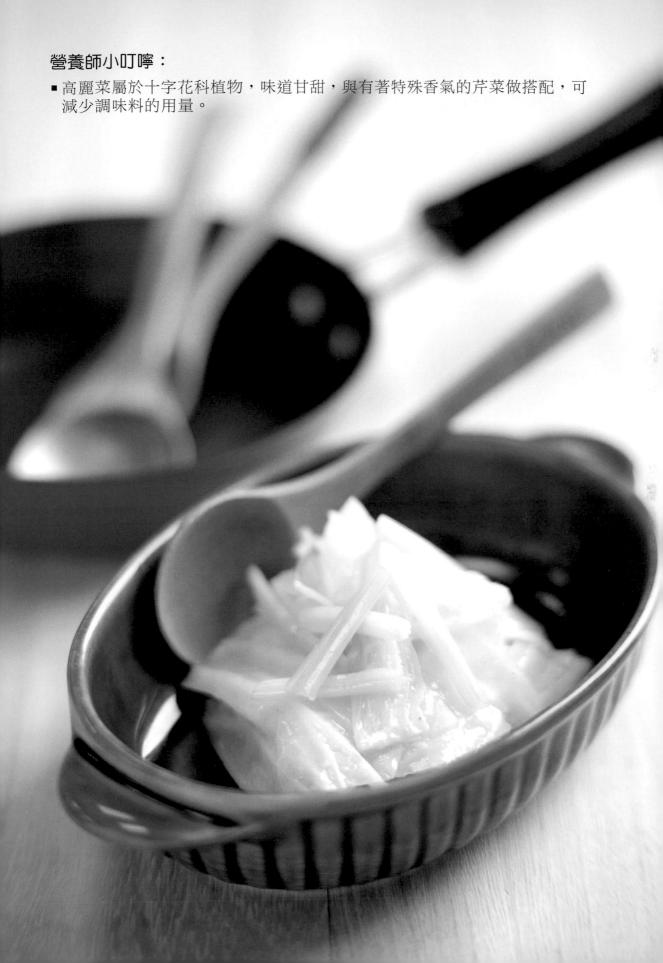

辣炒苦瓜 | 清爽好吃不苦澀

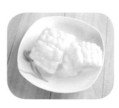

材料 A：
苦瓜 100 公克

材料 B：
橄欖油 5 公克、冰糖 3 公克、醬油膏 5 公克、水適量
辣椒少許

作法：

1. 苦瓜切片汆燙後備用。
2. 熱鍋，以橄欖油將辣椒爆香後，加入水、冰糖及醬油膏煮滾，再加入苦瓜炒至汁收乾時即可裝盤。

食物類別分配表：

食物類別	食材名稱	重量（公克）	份數
蔬菜類	苦瓜	100	1
油脂類	橄欖油	5	1

營養成分分析（每人份）：

熱量 （大卡）	蛋白質 （公克）	脂肪 （公克）	醣類 （公克）	鈉 （毫克）	鉀 （毫克）	磷 （毫克）
64	1.2	5.2	5.1	205	221	34

營養師小叮嚀：

■ 辣椒和苦瓜一起炒，或加入九層塔，可降低苦瓜的苦味。

■ 將苦瓜苦味的主要來源──白囊，儘量刮除乾淨，也可去除大半苦味。

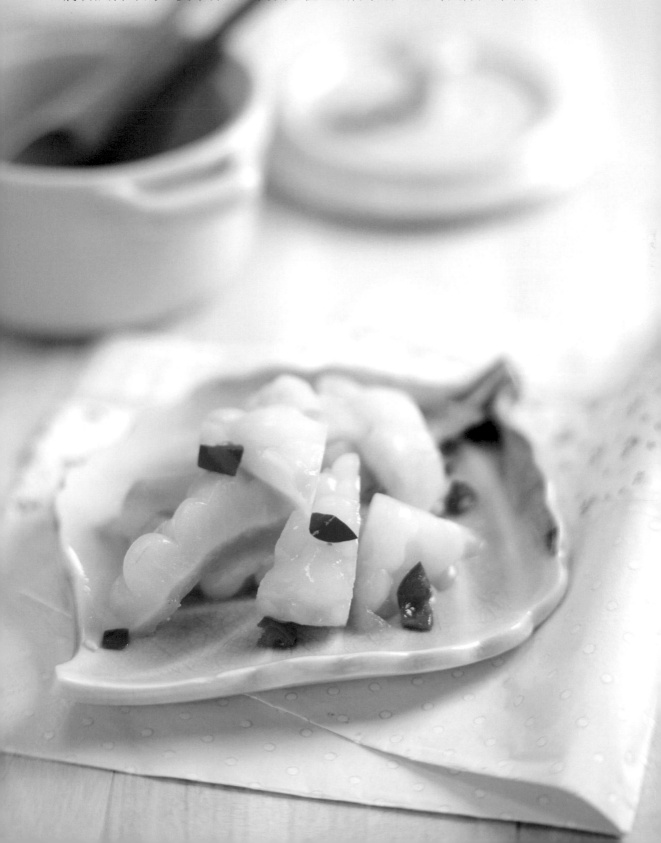

菇爆豆莢 │ 餐桌飄菇香

材料 A：
甜豌豆莢 35 公克、生鮮香菇 15 公克

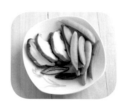

材料 B：
橄欖油 5 公克、鹽 0.5 公克、水少許

作法：
1. 生鮮香菇切成條狀備用。
2. 熱鍋，以橄欖油將生鮮香菇條炒香，再加入甜豌豆莢與水快炒至熟。
3. 待汁收乾時，加入鹽調味即可裝盤上桌。

食物類別分配表：

食物類別	食材名稱	重量（公克）	份數
蔬菜類	甜豌豆莢 生鮮香菇	50	0.5
油脂類	橄欖油	5	1

營養成分分析（每人份）：

熱量 （大卡）	蛋白質 （公克）	脂肪 （公克）	醣類 （公克）	鈉 （毫克）	鉀 （毫克）	磷 （毫克）
62	1.6	5.1	4.0	197	100	33

營養師小叮嚀：

■ 甜豌豆莢富含膳食纖維、維生素 A 及維生素 C 等營養素。

■ 每 100 公克甜豌豆莢就含有 45 毫克的維生素 C，相當於一天所需參考攝取量的一半。

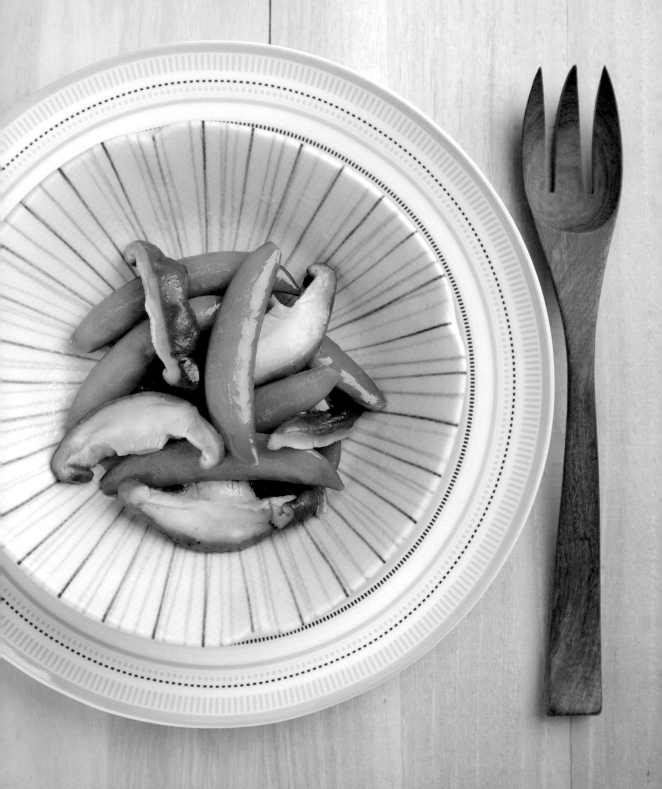

素炒小白菜 家常美味，輕鬆上桌

材料 A：
小白菜 100 公克

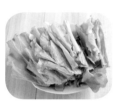

材料 B：
橄欖油 5 公克、鹽 0.5 公克、薑絲少許

作法：

1. 小白菜切段，汆燙備用。
2. 熱鍋，以橄欖油先將薑絲爆香，再加入小白菜及鹽快炒至熟即可。

⚖ 食物類別分配表：

食物類別	食材名稱	重量（公克）	份數
蔬菜類	小白菜	100	1
油脂類	橄欖油	5	1

⚖ 營養成分分析（每人份）：

熱量（大卡）	蛋白質（公克）	脂肪（公克）	醣類（公克）	鈉（毫克）	鉀（毫克）	磷（毫克）
54	1.2	5.2	1.9	249	239	28

營養師小叮嚀：

■ 小白菜的鉀含量較高，每 100 公克含 239 毫克的鉀。所以須事先汆燙，以減少鉀離子的含量。

■ 加油拌炒是為了增加菜肴的香味及腎友們所需的熱量。

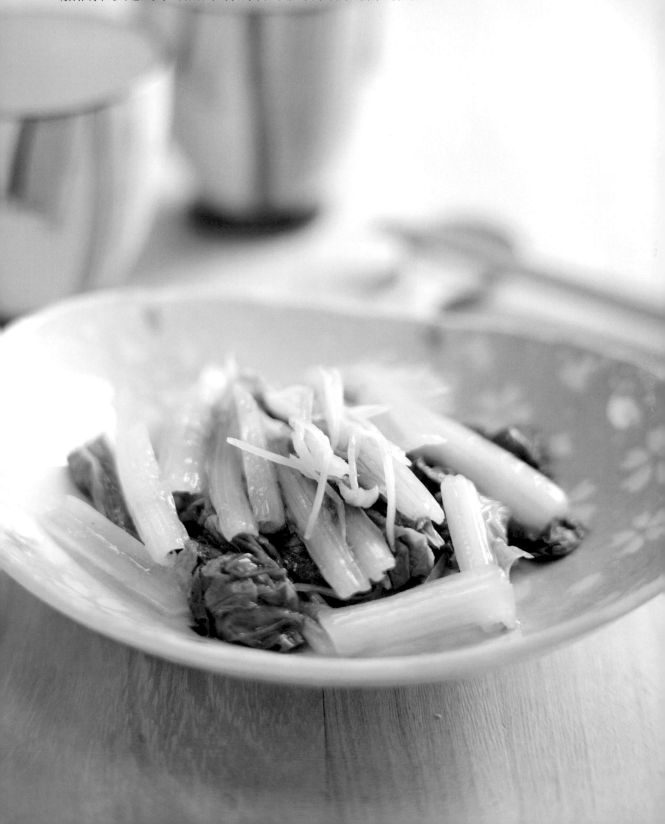

小吃＆湯品 | 最健康、聰明的選擇！

市面上的小吃看起來可口誘人，但卻是最甜蜜的恐怖陷阱！屏除過多的人工調味料，自己在家做素麵線糊、素春捲、素羅宋湯、素南瓜濃湯……，不但能品味到最純粹的原味，也是最健康、聰明的選擇！

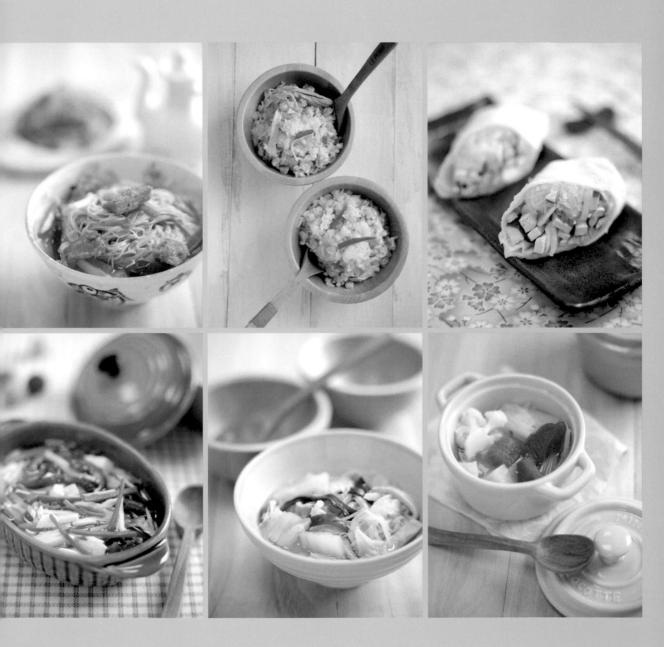

素麵線糊 | 料好實在最經典

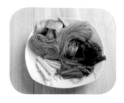

材料 A：

紅麵線 60 公克、豆腸 55 公克、黑木耳絲 20 公克
麻竹筍絲 20 公克、胡蘿蔔絲 10 公克、香椿葉或香菜少許

材料 B：

橄欖油適量、醬油 3 公克、鹽 1 公克、烏醋 2 公克
太白粉水少許、水適量

作法：

1. 將豆腸切段後，熱鍋，以橄欖油將豆腸炸至金黃色備用。
2. 紅麵線汆燙，並沖過冷水後備用。
3. 另起鍋，鍋內放入適量的水、黑木耳絲、麻竹筍絲及胡蘿蔔絲煮熟後，加入紅麵線、豆腸、醬油及鹽，並以少許太白粉水勾薄芡。
4. 最後加入烏醋及香椿葉 (或香菜) 拌勻即可。

食物類別分配表：

食物類別	食材名稱	重量 (公克)	份數
全穀根莖類	紅麵線	60	4
豆魚肉蛋類	豆腸	55	2
蔬菜類	黑木耳、麻竹筍 胡蘿蔔	50	0.5
油脂類	橄欖油	10	2

營養成分分析 (每人份)：

熱量 (大卡)	蛋白質 (公克)	脂肪 (公克)	醣類 (公克)	鈉 (毫克)	鉀 (毫克)	磷 (毫克)
476	20.6	28.6	39.5	2067	367	316

營養師小叮嚀：

■ 紅麵線因鈉含量高，每100公克即含2450毫克的鈉，相當於6.3公克的鹽量，
因此烹調前需先汆燙後再沖冷水，以減少鈉含量。

■ 豆腸先以橄欖油炸酥，可增加其豆香味，油炸後之吸油量約10公克。

■ 市售素麵線糊，若沒有事先將紅麵線汆燙沖水，應儘量避免食用。

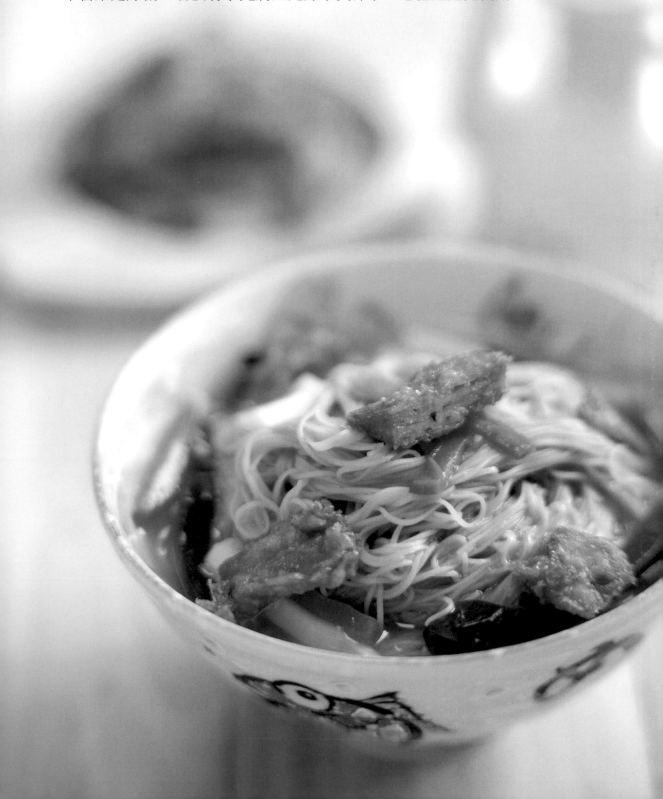

素炒米苔目 份量十足好過癮

材料 A：

米苔目 240 公克（熟）、五香豆干 100 公克
小白菜 50 公克、胡蘿蔔 10 公克、乾香菇 5 公克

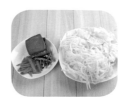

材料 B：

橄欖油 15 公克、醬油 3 公克、鹽 0.5 公克、糖 3 公克、水適量

作法：

1. 乾香菇泡軟切絲、五香豆干切薄長片泡水備用。
2. 小白菜切段、胡蘿蔔切絲備用。
3. 熱鍋，先以橄欖油將香菇炒香後，加入胡蘿蔔、五香豆干略炒幾下後，加水燜煮至軟，再加入小白菜快速拌炒。
4. 加入醬油、鹽、糖及米苔目，拌炒均勻即可。

🍴 食物類別分配表：

食物類別	食材名稱	重量（公克）	份數
全穀根莖類	米苔目	240	4
豆魚肉蛋類	五香豆干	100	3
蔬菜類	小白菜、胡蘿蔔乾香菇	65	0.7
油脂類	橄欖油	15	3

🍴 營養成分分析（每人份）：

熱量（大卡）	蛋白質（公克）	脂肪（公克）	醣類（公克）	鈉（毫克）	鉀（毫克）	磷（毫克）
628	22.7	25.0	86.7	848	512	368

營養師小叮嚀：

■ 米苔目的蛋白質含量低，每 100 公克僅含約 0.6 公克蛋白質，因此需搭配富含蛋白質的豆製品，以補足一餐中所需的蛋白質量，以免腎友們蛋白質攝取不足。

■ 五香豆干的鈉含量高，每 100 公克就含有 445 毫克鈉，故需先將五香豆干泡水，以減少鈉含量。

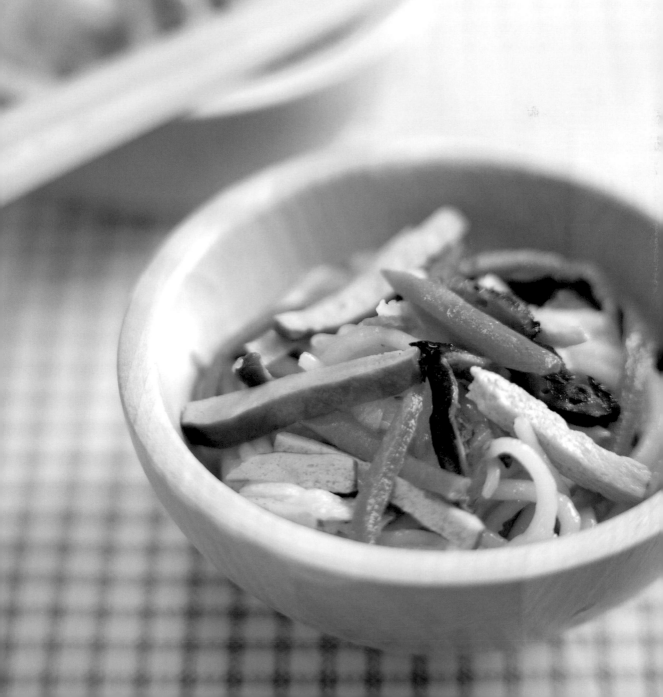

素高麗菜鹹粥 | 幸福的暖胃菜

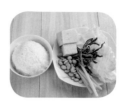

材料 A：

白飯 250 公克、凍豆腐 25 公克、毛豆 25 公克
百頁豆腐 50 公克、高麗菜 50 公克
芹菜 15 公克、生鮮香菇 15 公克

材料 B：

橄欖油 10 公克、鹽 1.5 公克、水適量

作法：

1. 生鮮香菇、凍豆腐、百頁豆腐切丁備用。
2. 高麗菜切小片、芹菜切細段成芹菜珠備用。
3. 毛豆汆燙備用。
4. 熱鍋，以橄欖油爆香生鮮香菇後，加入水、凍豆腐、百頁豆腐、高麗菜、毛豆煮至滾後，加入白飯，一面攪拌一面煮至濃稠狀時，加鹽調味，最後加入芹菜珠即可。

食物類別分配表：

食物類別	食材名稱	重量（公克）	份數
全穀根莖類	白飯	250	5
豆魚肉蛋類	凍豆腐	25	0.5
	毛豆	25	0.5
	百頁豆腐	50	1
蔬菜類	高麗菜、芹菜 生鮮香菇	80	0.8
油脂類	橄欖油	10	2

營養成分分析（每人份）：

熱量（大卡）	蛋白質（公克）	脂肪（公克）	醣類（公克）	鈉（毫克）	鉀（毫克）	磷（毫克）
611	21.5	21.5	87.8	820	450	274

營養師小叮嚀：

■ 毛豆含有豐富的蛋白質與膳食纖維，但鉀離子的含量也較高，因此限鉀者須先將毛豆汆燙後再烹調，以去除部份鉀離子。

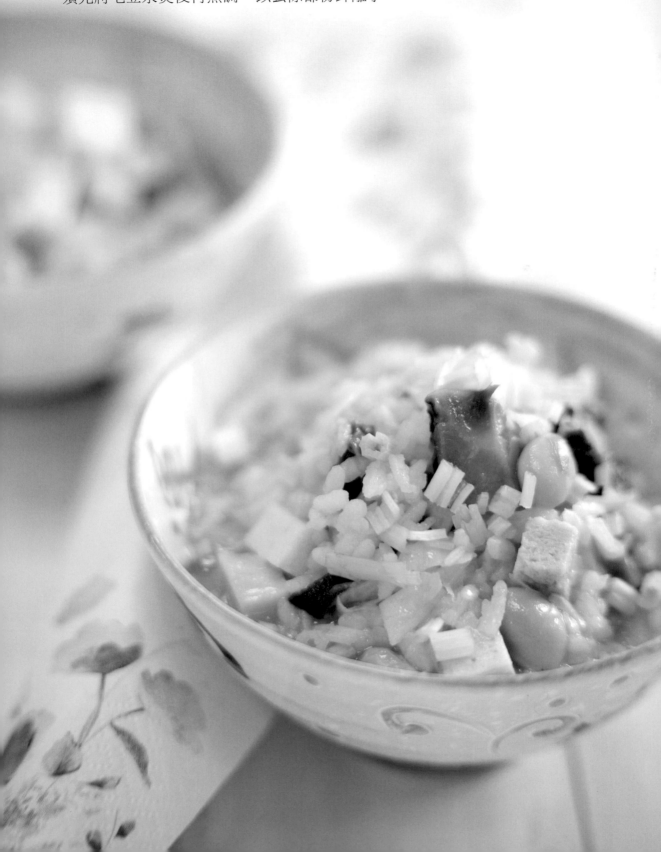

素春捲 | 自己動手最健康

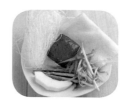

材料 A：
春捲皮 60 公克、冬粉 20 公克、五香豆干 50 公克
綠豆芽 15 公克、青木瓜 15 公克、蘆筍 15 公克
胡蘿蔔 5 公克

材料 B：
橄欖油 10 公克

作法：

1. 五香豆干切薄長片、冬粉及蘆筍切段、青木瓜與胡蘿蔔切絲，和綠豆芽一起汆燙備用。
2. 熱鍋，以橄欖油將上述材料拌炒至熟後，加鹽調味，放入春捲皮中，捲起即可。

🍽 食物類別分配表：

食物類別	食材名稱	重量（公克）	份數
全穀根莖類	春捲皮	60	2
	冬粉	20	1
豆魚肉蛋類	五香豆干	50	1.5
蔬菜類	綠豆芽、青木瓜蘆筍、胡蘿蔔	50	0.5
油脂類	橄欖油	10	2

🍽 營養成分分析（每人份）：

熱量（大卡）	蛋白質（公克）	脂肪（公克）	醣類（公克）	鈉（毫克）	鉀（毫克）	磷（毫克）
398	15.5	15.4	53.9	560	270	210

營養師小叮嚀：

■ 春捲皮的鈉含量高，每 100 公克含 545 毫克的鈉，相當於 1.4 公克的鹽量，
  因此內餡可以不用加鹽調味。

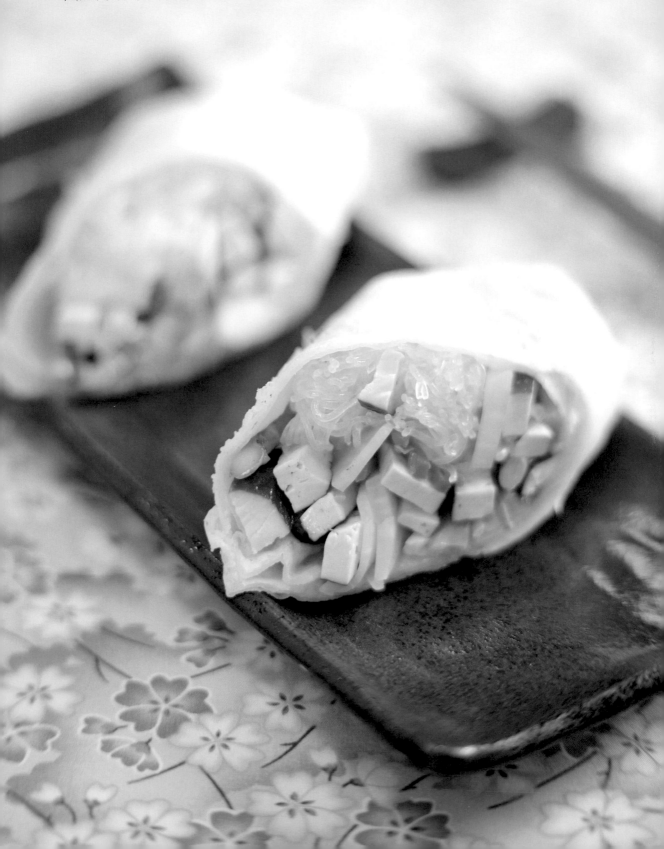

香酥豆包絲炒飯 給你滿滿的能量

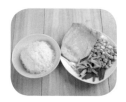

材料 A：

豆包／豆皮 1 張（60 公克）、白飯 200 公克
玉米粒 65 公克、小黃瓜 20 公克、胡蘿蔔 10 公克

材料 B：

橄欖油 10 公克、鹽 1.5 公克、白胡椒粉少許

作法：

1. 小黃瓜切絲、胡蘿蔔去皮切絲和玉米粒一起汆燙備用。
2. 豆包切絲備用。
3. 熱鍋，以橄欖油將豆包絲炒香後，加入玉米粒、小黃瓜絲、胡蘿蔔絲、白飯及鹽，拌炒均勻，再加入白胡椒粉即可。

食物類別分配表：

食物類別	食材名稱	重量（公克）	份數
全穀根莖類	白飯	200	4
	玉米粒	65	1
豆魚肉蛋類	豆包	60	2
蔬菜類	小黃瓜 胡蘿蔔	30	0.3
油脂類	橄欖油	10	2

營養成分分析（每人份）：

熱量（大卡）	蛋白質（公克）	脂肪（公克）	醣類（公克）	鈉（毫克）	鉀（毫克）	磷（毫克）
548	23.5	17.5	78.3	612	512	361

營養師小叮嚀：

- 玉米粒 65 公克即為 1 份全穀根莖類，相當於 1/4 碗飯的熱量，但膳食纖維量比白飯多。

- 炒飯時需使用較多的烹調用油，以增加熱量的攝取。

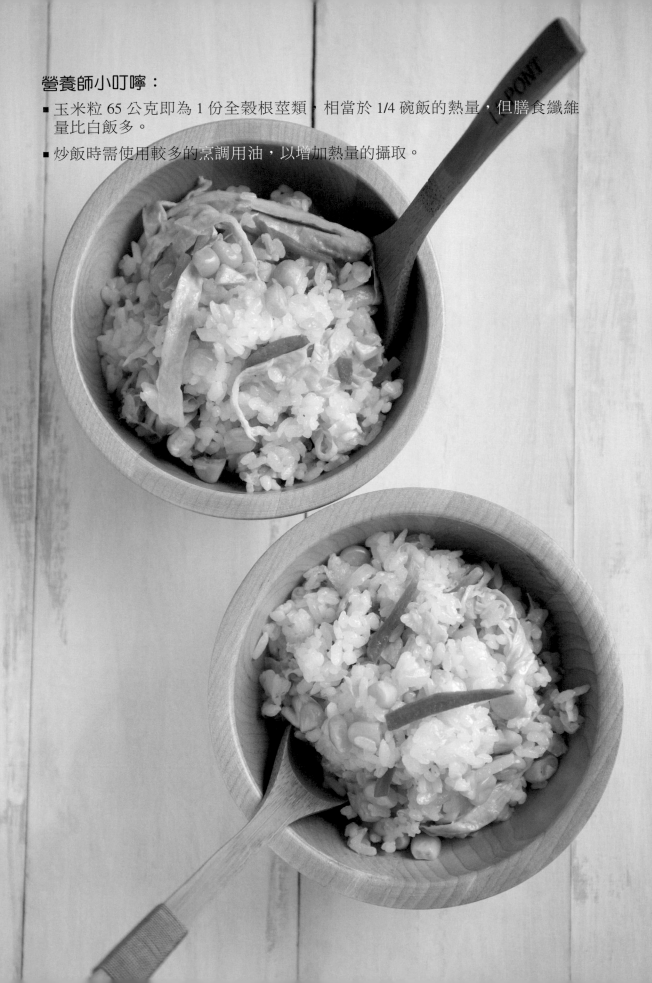

白菜腐皮湯 自然甘甜無負擔

材料 A：
豆皮 1 張（30 公克）、大白菜 60 公克
黑木耳 30 公克、生鮮香菇 10 公克

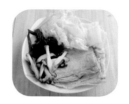

材料 B：
鹽 1 公克、薑絲少許、水少量

作法：

1. 大白菜切小片，豆皮、生鮮香菇及黑木耳切絲備用。
2. 鍋內加水及薑絲，至煮沸後，再加入豆皮、大白菜、黑木耳及生鮮香菇絲。
3. 全部材料煮熟後，加鹽調味即可。

食物類別分配表：

食物類別	食材名稱	重量（公克）	份數
豆魚肉蛋類	豆皮	30	1
蔬菜類	大白菜、黑木耳 生鮮香菇	100	1

營養成分分析（每人份）：

熱量（大卡）	蛋白質（公克）	脂肪（公克）	醣類（公克）	鈉（毫克）	鉀（毫克）	磷（毫克）
72	8.9	2.8	6.4	411	260	154

營養師小叮嚀：

■ 大白菜、黑木耳及生鮮香菇本身就具有清甜的味道，所以熬煮的湯有股自然的鮮甜味。

■ 腎友僅需保留少量的湯，再以這些湯做調味，以減少鹽的使用量，並避免攝取過多水分。

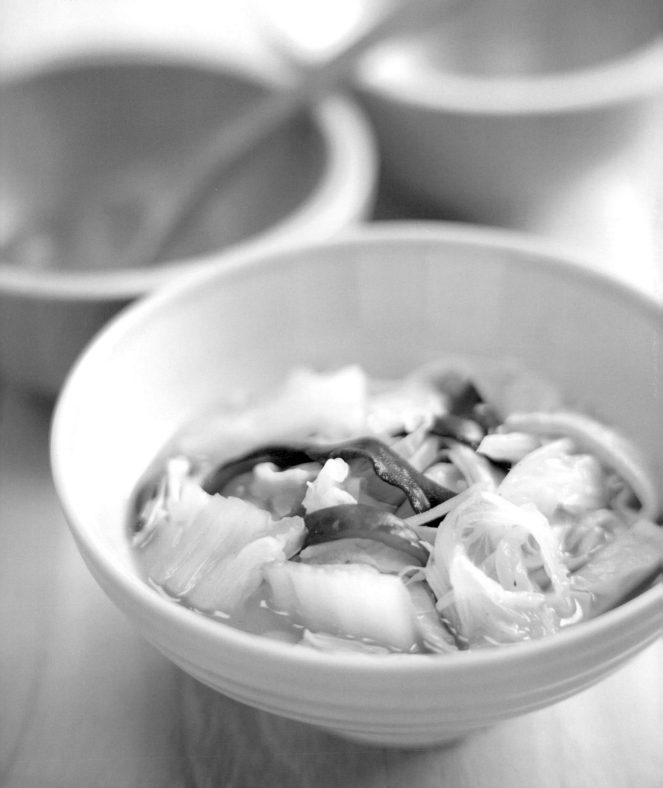

素南瓜濃湯 | 享受最純粹的鮮甜

材料 A：

南瓜 110 公克、高麗菜 20 公克
大黃瓜 20 公克、生鮮香菇 10 公克

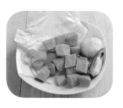

材料 B：

水少量

作法：

1. 南瓜洗淨後去皮切丁，蒸熟後搗成泥狀備用。
2. 高麗菜、大黃瓜、生鮮香菇切成細小丁備用。
3. 將水、南瓜泥、高麗菜、大黃瓜及生鮮香菇均加入鍋內，並以小火一面攪拌一面煮至濃稠狀即可。

🍳 食物類別分配表：

食物類別	食材名稱	重量（公克）	份數
全穀根莖類	南瓜	110	1
蔬菜類	高麗菜、大黃瓜 生鮮香菇	50	0.5

🍳 營養成分分析（每人份）：

熱量（大卡）	蛋白質（公克）	脂肪（公克）	醣類（公克）	鈉（毫克）	鉀（毫克）	磷（毫克）
82	2.9	0.3	20.1	6	560	70

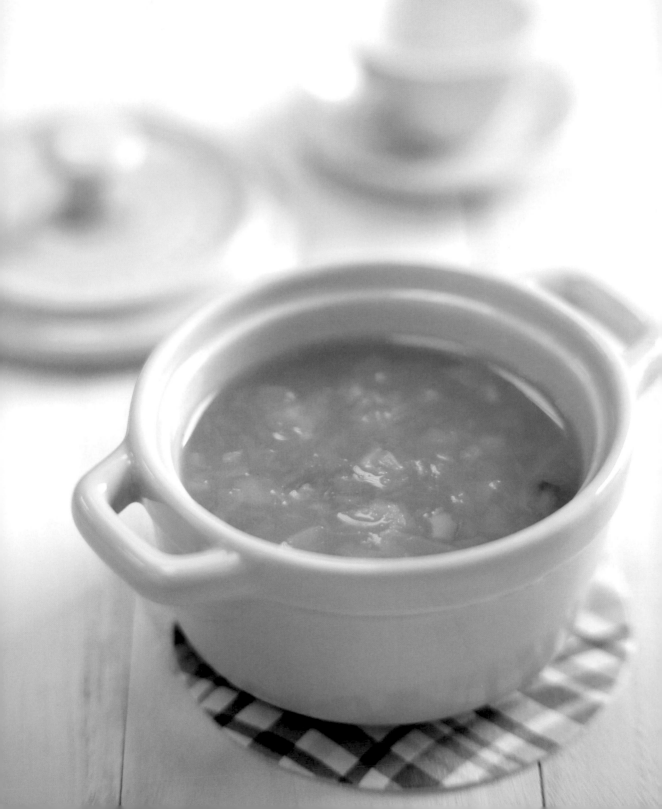

綠金百頁冬瓜湯 | 清甜回甘的好滋味

材料 A：

毛豆 25 公克、百頁豆腐 25 公克
冬瓜 100 公克

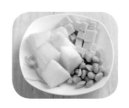

材料 B：

鹽 1 公克、薑片少許、水少量

作法：

1. 分別將百頁豆腐與冬瓜切成大丁狀備用。
2. 鍋內加水煮滾後，再放入薑片、毛豆、百頁豆腐丁及冬瓜丁煮至軟。
3. 最後加鹽調味即可。

食物類別分配表：

食物類別	食材名稱	重量（公克）	份數
豆魚肉蛋類	毛豆	25	0.5
	百頁豆腐	25	0.5
蔬菜類	冬瓜	100	1

營養成分分析（每人份）：

熱量（大卡）	蛋白質（公克）	脂肪（公克）	醣類（公克）	鈉（毫克）	鉀（毫克）	磷（毫克）
84	7.3	4.9	6.2	500	343	98

營養師小叮嚀：

- 煮湯時，最好僅保留少量湯汁，以減少鹽的用量，並避免攝取過多水分。
- 毛豆的蛋白質含量高且品質優良，易於被人體消化吸收，很適合蛋白質不足的腎友們食用。
- 台灣毛豆有「綠金」產業之美稱，因此毛豆又稱為綠金。

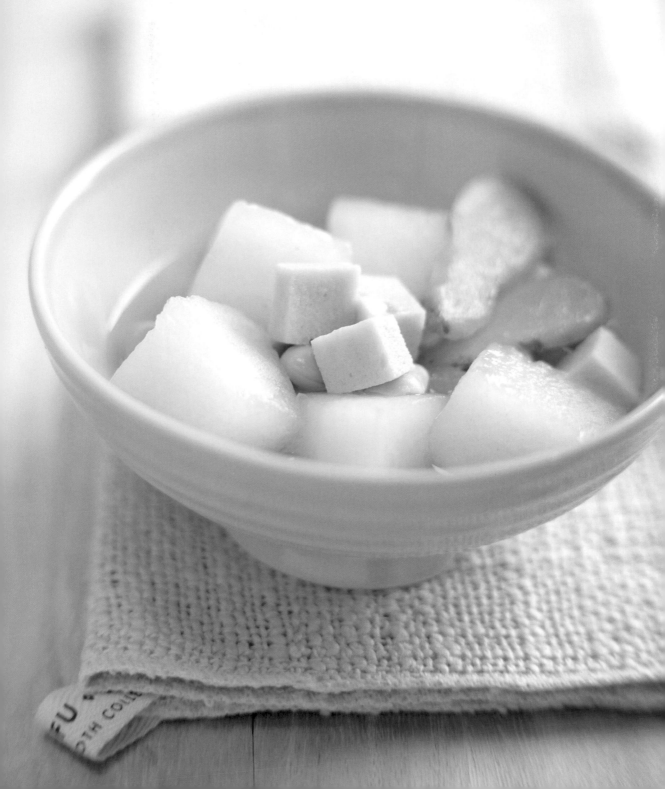

素羅宋湯 料多味美好營養

材料 A：

馬鈴薯 90 公克、白花菜 10 公克、高麗菜 10 公克
大番茄 30 公克、檸檬 1/8 個

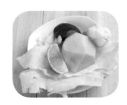

材料 B：

鹽 1 公克、水少量

作法：

1. 將馬鈴薯、白花菜、高麗菜、大番茄洗淨，切小塊一起汆燙備用。
2. 鍋內加水後，即可將馬鈴薯、白花菜、高麗菜、大番茄放入鍋內一起煮至熟。
3. 最後加鹽調味，食用時再淋上檸檬汁即可。

食物類別分配表：

食物類別	食材名稱	重量（公克）	份數
全穀根莖類	馬鈴薯	90	1
蔬菜類	白花菜、高麗菜大番茄	50	0.5

營養成分分析（每人份）：

熱量（大卡）	蛋白質（公克）	脂肪（公克）	醣類（公克）	鈉（毫克）	鉀（毫克）	磷（毫克）
76	2.8	0.3	16.4	398	456	49

營養師小叮嚀：

- 馬鈴薯屬於全穀根莖類， 90 公克為 1 份，相當於 1/4 碗飯的熱量。

- 最好僅保留少量湯汁再調味，以減少鹽的用量，並避免水分與鉀離子攝取過多。

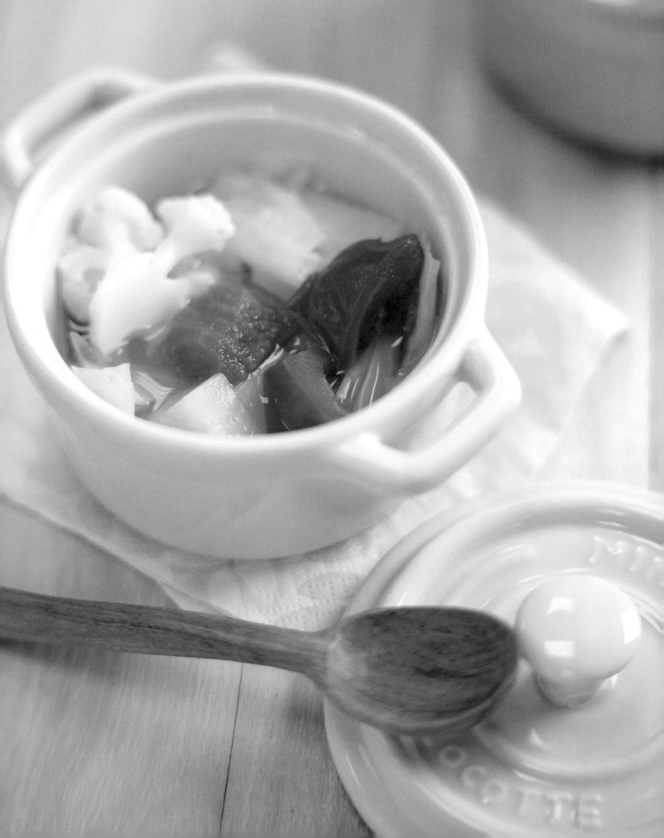

│三絲豆腐湯│ 膳食纖維助消化

材料 A：

嫩豆腐 140 公克、黑木耳 50 公克
胡蘿蔔 20 公克、麻竹筍 30 公克

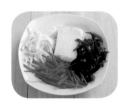

材料 B：

鹽 1 公克、烏醋 2 公克、水少量

作法：

1. 嫩豆腐、黑木耳、胡蘿蔔、麻竹筍切絲備用。
2. 鍋內加水、黑木耳、胡蘿蔔、麻竹筍煮至軟後，再加入嫩豆腐。
3. 最後加入鹽及烏醋調味即可。

食物類別分配表：

食物類別	食材名稱	重量（公克）	份數
豆魚肉蛋類	嫩豆腐	140	1
蔬菜類	黑木耳、胡蘿蔔麻竹筍	100	1

營養成分分析（每人份）：

熱量（大卡）	蛋白質（公克）	脂肪（公克）	醣類（公克）	鈉（毫克）	鉀（毫克）	磷（毫克）
88	8.4	3.9	10.2	492	402	133

營養師小叮嚀：

■ 嫩豆腐易碎裂，所以最後才加入鍋中烹煮。

■ 最好只保留少量湯汁再加鹽調味，以減少鹽的用量，並避免攝取過多水分。

■ 黑木耳富含膳食纖維及多醣體，適量添加不但能讓口感更好，也讓湯品的
色澤變得更加鮮明了。

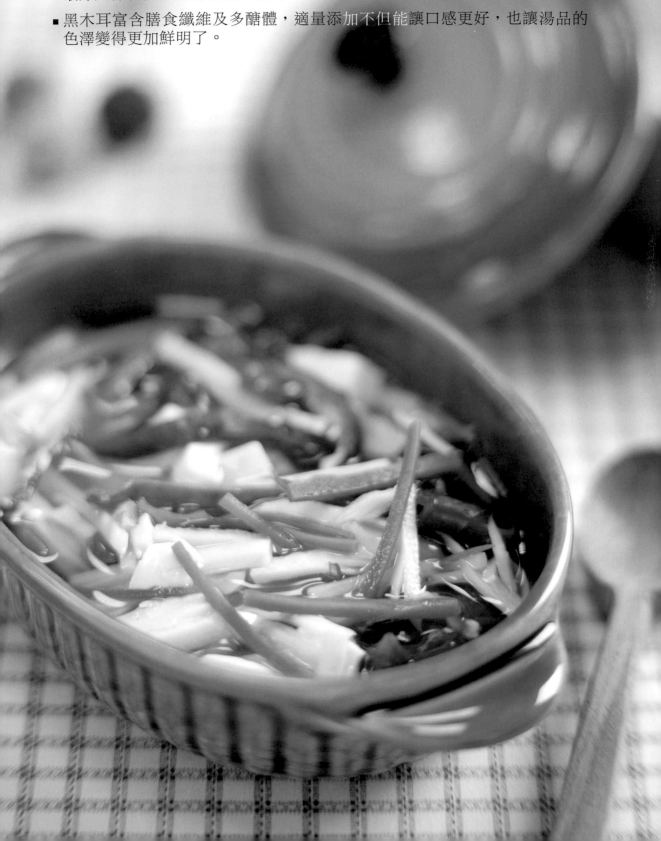

Part 3

元氣示範餐

把握原則自由配

▶

葷食

享受美味不打折

哇！一餐中有飯、有肉、有菜、有水果，原來，洗腎時也可以吃得這麼豐盛！只要掌握住基本原則，計算好需要的攝取量，餐餐都可以是最美味的大餐！

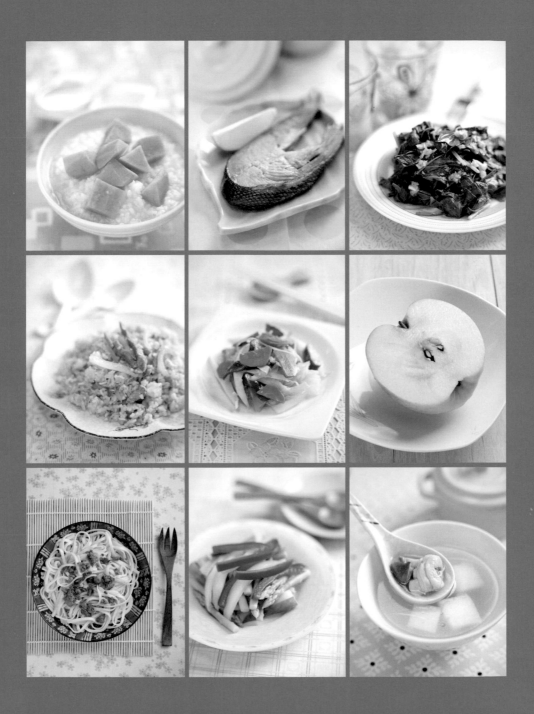

第一天／活力早餐
酸甜鮭魚配補血紅鳳菜

示範菜單：

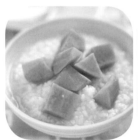 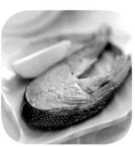 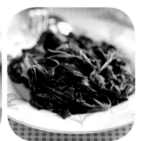

地瓜稀飯　　　　　椒鹽檸檬煎鮭魚　　麻油香炒紅鳳菜

食物類別分配表：

食物類別	全穀根莖類	豆魚肉蛋類	蔬菜類	油脂類
份數	4	2	1	2

營養成分分析（每人份）：

菜肴名稱	熱量（大卡）	蛋白質（公克）	脂肪（公克）	醣類（公克）	鈉（毫克）	鉀（毫克）	磷（毫克）
地瓜稀飯	267	4.7	0.4	60.4	15	201	65
椒鹽檸檬煎鮭魚	203	14.3	15.5	0.8	227	250	160
麻油香炒紅鳳菜	62	2.1	5.4	3.5	209	312	29
合計	532	21.1	21.3	64.7	451	763	254

營養師小叮嚀：

- 地瓜稀飯搭配口感微酸的椒鹽檸檬煎鮭魚，以及濃濃麻油香的紅鳳菜，不僅營養均衡，而且還色、香、味俱全。

炒飯＋蚵仔的開胃組合

示範菜單：

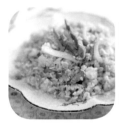
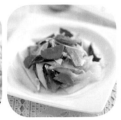
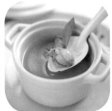
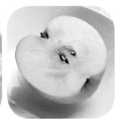

洋蔥肉絲
蛋炒飯　　　　白菜滷　　　　蚵仔湯　　　　蘋果

🍴 食物類別分配表：

食物類別	全穀根莖類	豆魚肉蛋類	蔬菜類	油脂類	水果類
份數	5	3	1.5	3	1

🍴 營養成分分析（每人份）：

菜肴名稱	熱量（大卡）	蛋白質（公克）	脂肪（公克）	醣類（公克）	鈉（毫克）	鉀（毫克）	磷（毫克）
洋蔥肉絲蛋炒飯	563	21.4	16.7	81.3	631	427	253
白菜滷	67	1.6	5.3	5.4	446	160	38
蚵仔湯	35	6.1	1.0	2.8	292	132	83
蘋果	56	0.2	0.1	16.0	2	136	11
合計	721	29.3	23.1	105.5	1371	855	385

營養師小叮嚀：

- 炒飯類所含的豆魚肉蛋類通常有 2 份，但蔬菜量偏少，因此需額外搭配蔬菜，以滿足一餐中的蔬菜攝取量。
- 洗腎者常有熱量攝取不足及食慾較差的情形，可利用炒飯來增加熱量的攝取。
- 富含鋅的蚵仔料理，有助促進食慾且可增加同一餐蛋白質的攝取量。

豪華風味餐

示範菜單：

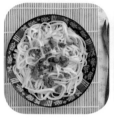 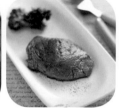 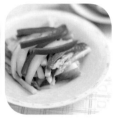 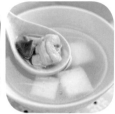 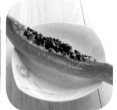

| 肉醬乾拌麵 | 嫩煎牛排 | 和風彩蔬 | 冬瓜香菇雞湯 | 木瓜 |

食物類別分配表：

食物類別	全穀根莖類	豆魚肉蛋類	蔬菜類	油脂類	水果類
份數	5	3	1.5	2.6	1

營養成分分析（每人份）：

菜肴名稱	熱量（大卡）	蛋白質（公克）	脂肪（公克）	醣類（公克）	鈉（毫克）	鉀（毫克）	磷（毫克）
肉醬乾拌麵	433	16.5	7.3	76.3	597	207	148
嫩煎牛排	182	15.0	12.6	1.8	479	293	122
和風彩蔬	70	1.9	3.2	9.9	254	233	46
冬瓜香菇雞湯	35	3.5	1.9	1.2	405	124	36
木瓜	44	0.6	0.1	12.1	4	241	12
合計	764	37.5	25.1	101.3	1739	1098	364

營養師小叮嚀：

- 外食牛排，常會攝取到過多的鈉、鉀、磷。因此想吃牛排時，可以在家自己動手做，以方便控制鈉、鉀、磷的攝取。
- 自己動手煎牛排，再搭配麵、蔬菜、湯與水果，即可以吃得既豐盛又營養。

古早味懷舊餐

示範菜單：

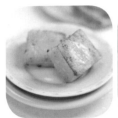 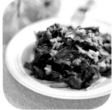 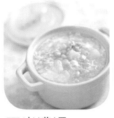 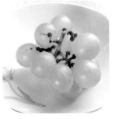

蘿蔔糕　　　　蒜醬地瓜葉　　玉米濃湯　　　葡萄

食物類別分配表：

食物類別	全穀根莖類	豆魚肉蛋類	蔬菜類	油脂類	水果類
份數	4	2	1.2	1	1

營養成分分析（每人份）：

菜肴名稱	熱量（大卡）	蛋白質（公克）	脂肪（公克）	醣類（公克）	鈉（毫克）	鉀（毫克）	磷（毫克）
蘿蔔糕	287	5.0	10.2	45.9	565	70	63
蒜醬地瓜葉	36	4.6	0.3	7.2	304	533	72
玉米濃湯	181	15.5	6.5	15.5	575	442	200
葡萄	60	0.5	0.2	16.1	4	158	21
合計	564	25.6	17.2	84.7	1448	1203	356

營養師小叮嚀：

■ 蘿蔔糕加上玉米濃湯為常見的早餐組合，但這種常見的一般早餐組合，經常忽略了蔬菜的攝取，所以建議於當餐搭配燙青菜（如：蒜醬地瓜葉）或當日其他餐次增加蔬菜量。

■ 玉米濃湯記得煮濃稠一些，以避免攝取過多水分。

第二天／營養午餐
彩椒＋花菜的雙重美味

示範菜單：

 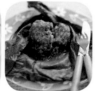

白飯　　　荷葉排骨　　彩椒雙鮮　　芹香豆皮　　蒜炒雙花　　黃西瓜

食物類別分配表：

食物類別	全穀根莖類	豆魚肉蛋類	蔬菜類	油脂類	水果類
份數	5	3	1.7	3	1

營養成分分析（每人份）：

菜肴名稱	熱量（大卡）	蛋白質（公克）	脂肪（公克）	醣類（公克）	鈉（毫克）	鉀（毫克）	磷（毫克）
白飯	352	6.9	0.6	78.0	2	81	76
荷葉排骨	247	14.7	17.6	6.7	307	247	135
彩椒雙鮮	68	3.1	5.3	2.8	266	93	67
芹香豆皮	59	0.7	5.1	3.5	229	197	20
蒜炒雙花	64	2.1	5.1	4.7	409	230	44
黃西瓜	66	1.6	0.2	16.8	4	183	18
合計	856	29.1	33.9	112.5	1217	1031	360

營養師小叮嚀：

- 西瓜的水分含量多，應儘量於白天食用。因白天活動量較大，有利於將較多的水分排出。

鱈魚＋炒蛋的滑順組合

示範菜單：

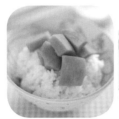 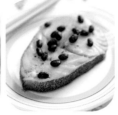 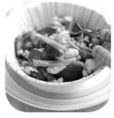 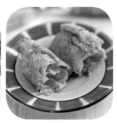 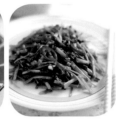

地瓜飯　　　　烤鱈魚　　　　番茄炒蛋　　　香煎腐皮捲　　香拌空心菜

食物類別分配表：

食物類別	全穀根莖類	豆魚肉蛋類	蔬菜類	油脂類
份數	5	3	1.5	3

營養成分分析（每人份）：

菜肴名稱	熱量（大卡）	蛋白質（公克）	脂肪（公克）	醣類（公克）	鈉（毫克）	鉀（毫克）	磷（毫克）
地瓜飯	338	6.1	0.6	76.0	29	217	80
烤鱈魚	210	13.5	15.7	3.8	272	323	152
番茄炒蛋	87	3.6	7.3	2.5	231	171	62
香煎腐皮捲	63	0.5	5.1	4.6	201	92	14
香拌空心菜	62	1.7	5.1	3.8	242	302	35
合計	760	25.4	33.8	90.7	975	1105	343

營養師小叮嚀：

■ 同一餐中若已包含 1 道主食及 4 道菜肴，通常鈉與鉀離子的含量已不少了，所以應避免再喝湯，否則將會攝取過多的鈉與鉀。

補鐵元氣餐

示範菜單：

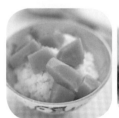 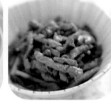 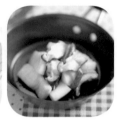 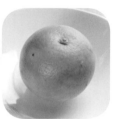

南瓜飯　　　　鐵板牛柳　　　　香菇燜葫蘆　　柳丁

食物類別分配表：

食物類別	全穀根莖類	豆魚肉蛋類	蔬菜類	油脂類	水果類
份數	4	2	1.4	2	1

營養成分分析（每人份）：

菜肴名稱	熱量（大卡）	蛋白質（公克）	脂肪（公克）	醣類（公克）	鈉（毫克）	鉀（毫克）	磷（毫克）
南瓜飯	283	5.9	0.5	63.5	2	295	80
鐵板牛柳	154	14.6	8.1	8.1	312	375	163
香菇燜葫蘆	68	1.1	5.1	6.0	197	156	29
柳丁	55	1.1	0.3	15.0	4	194	29
合計	560	22.7	14.0	92.6	515	1020	301

營養師小叮嚀：

- 腎友常有鐵質攝取不足的情形，牛肉的鐵質為血基質鐵，較植物性食物的鐵更容易被人體吸收，而餐後再搭配富含維生素 C 的柳丁，可幫助鐵質吸收。

第三天／營養午餐
鮮粥配嫩筍

示範菜單：

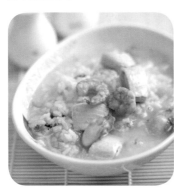 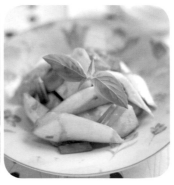

海產粥　　　　　三杯美人腿

🍴 食物類別分配表：

食物類別	全穀根莖類	豆魚肉蛋類	蔬菜類	油脂類
份數	5	3	1.5	1.6

🍴 營養成分分析（每人份）：

菜肴名稱	熱量（大卡）	蛋白質（公克）	脂肪（公克）	醣類（公克）	鈉（毫克）	鉀（毫克）	磷（毫克）
海產粥	628	27.0	21.0	82.7	721	446	301
三杯美人腿	86	2.3	5.1	9.9	262	301	62
合計	714	29.3	26.1	92.6	983	747	363

營養師小叮嚀：

■ 添加蚵仔、蝦仁、虱目魚、高麗菜煮成之海產粥，富含蛋白質、鋅與鐵，但蔬菜量不足，故再搭配1份三杯美人腿，補充海產粥不足的蔬菜量。

豪華腱肉套餐

示範菜單：

| 白飯 | 紅燒腱肉 | 香芹溜高麗菜捲 | 魚香茄子 | 蒜香芥菜 | 水梨 |

食物類別分配表：

食物類別	全穀根莖類	豆魚肉蛋類	蔬菜類	油脂類	水果類
份數	5	3	1.9	3.8	1

營養成分分析（每人份）：

菜肴名稱	熱量（大卡）	蛋白質（公克）	脂肪（公克）	醣類（公克）	鈉（毫克）	鉀（毫克）	磷（毫克）
白飯	352	7.0	0.6	78.0	2	81	76
紅燒腱肉	130	14.0	5.4	5.7	690	230	160
香芹溜高麗菜捲	51	4.2	2.8	2.6	215	162	48
魚香茄子	140	4.8	10.8	7.2	260	213	59
蒜香芥菜	68	1.4	5.9	3.7	211	278	27
水梨	59	0.6	0.3	16.1	9	173	17
合計	800	32.0	25.8	113.3	1387	1137	387

營養師小叮嚀：

- 紅燒腱肉鈉含量較高，所以搭配的菜色儘量選擇鈉含量較低的菜肴，以避免鈉在同一餐中的攝取量過多。
- 採用蒜頭、九層塔等味道濃厚的天然材料烹調食物，可減少烹煮時的用鹽量，使菜肴中的鈉含量不致於過高。

第一天 —— 食物類別分配表：

食物類別	全穀根莖類	豆魚肉蛋類	蔬菜類	油脂類	水果類
份數	14	8	4	7.6	2

營養成分分析（每人份）：

	熱量（大卡）	蛋白質（公克）	脂肪（公克）	醣類（公克）	鈉（毫克）	鉀（毫克）	磷（毫克）
早餐	532	21.1	21.3	64.7	451	763	254
午餐	721	29.3	23.1	105.5	1371	855	385
晚餐	764	37.5	25.1	101.3	1793	1098	364
合計	2017	87.9	69.5	271.5	3561	2716	1003

第二天 —— 食物類別分配表：

食物類別	全穀根莖類	豆魚肉蛋類	蔬菜類	油脂類	水果類
份數	14	8	4.4	7	2

營養成分分析（每人份）：

	熱量（大卡）	蛋白質（公克）	脂肪（公克）	醣類（公克）	鈉（毫克）	鉀（毫克）	磷（毫克）
早餐	564	25.6	17.2	84.7	1448	1203	356
午餐	856	29.1	33.9	112.5	1217	1031	360
晚餐	760	25.4	33.8	90.7	975	1105	343
合計	2180	80.1	84.9	287.9	3640	3339	1059

第三天 —— 食物類別分配表：

食物類別	全穀根莖類	豆魚肉蛋類	蔬菜類	油脂類	水果類
份數	14	8	4.8	7.4	2

營養成分分析（每人份）：

	熱量（大卡）	蛋白質（公克）	脂肪（公克）	醣類（公克）	鈉（毫克）	鉀（毫克）	磷（毫克）
早餐	560	22.7	14.0	92.6	515	1020	301
午餐	714	29.3	26.1	92.6	983	747	363
晚餐	800	32.0	25.8	113.3	1387	1137	387
合計	2074	84.0	65.9	298.5	2885	2904	1051

素食

清新爽口蔬活餐

吃素，也可以吃得很滿足！清脆爽口的美味組合，不僅營養均衡，更讓你吃進健康，補足身體的元氣！

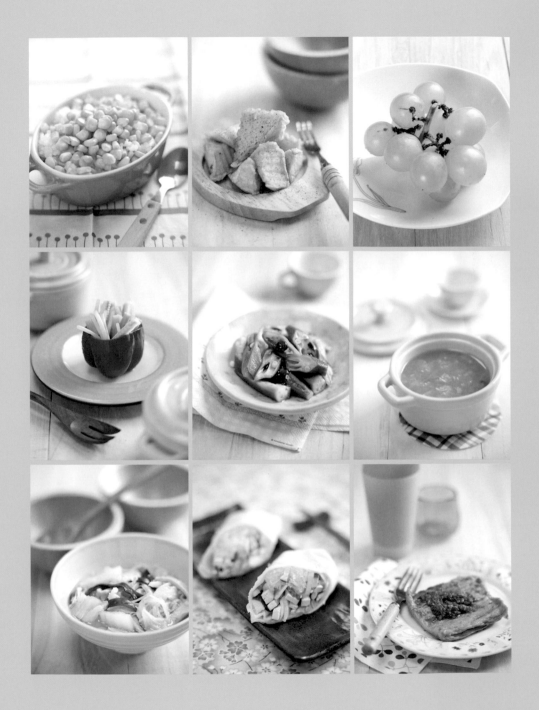

第一天／活力早餐
健康營養・天然養生餐

示範菜單：

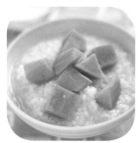

地瓜稀飯

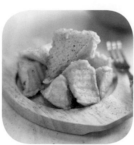

黑胡椒百頁

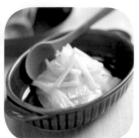

芹香高麗菜

食物類別分配表：

食物類別	全穀根莖類	豆魚肉蛋類	蔬菜類	油脂類
份數	4	2	1	3

營養成分分析（每人份）：

菜肴名稱	熱量（大卡）	蛋白質（公克）	脂肪（公克）	醣類（公克）	鈉（毫克）	鉀（毫克）	磷（毫克）
地瓜稀飯	267	4.7	0.4	60.4	15	201	65
黑胡椒百頁	289	13.5	27.1	3.1	621	30	125
芹香高麗菜	64	1.2	5.2	4.5	219	206	30
合計	620	19.4	32.7	68.0	855	437	220

營養師小叮嚀：

- 吃稀飯時，不可為了圖方便而搭配醃漬品（如醬菜類），否則會讓腎友們攝取過多的鈉與鉀離子。
- 使用豆腐、蔬菜等天然食材，只需簡單料理即可吃得營養均衡。

第一天／營養午餐
清脆紅椒配甘甜冬瓜

示範菜單：

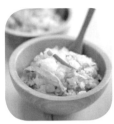 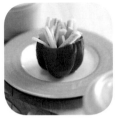 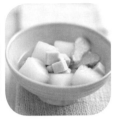 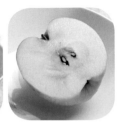

香酥豆包　　　紅椒盅　　　　綠金百頁　　　蘋果
絲炒飯　　　　　　　　　　　冬瓜湯

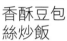 食物類別分配表：

食物類別	全穀根莖類	豆魚肉蛋類	蔬菜類	油脂類	水果類
份數	5	3	2	2.6	1

營養成分分析（每人份）：

菜肴名稱	熱量（大卡）	蛋白質（公克）	脂肪（公克）	醣類（公克）	鈉（毫克）	鉀（毫克）	磷（毫克）
香酥豆包絲炒飯	548	23.5	17.5	78.3	612	512	361
紅椒盅	49	1.1	3.3	4.9	199	149	24
綠金百頁冬瓜湯	84	7.3	4.9	6.2	500	343	98
蘋果	56	0.2	0.1	16.0	2	136	11
合計	737	32.1	25.8	105.4	1313	1140	494

營養師小叮嚀：

■ 一餐中若有喝湯時，應選擇水分含量較少的水果，或將水果安排於其他餐次食用，以避免在同一餐中攝取過多水分。

第一天／幸福晚餐
豆腐佐和風料理

示範菜單：

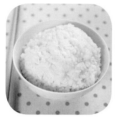 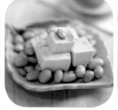 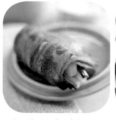 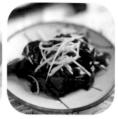 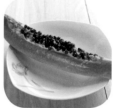

白飯　　　　和風綠嫩豆腐　珍香豆包捲　薑絲炒黑木耳　木瓜

食物類別分配表：

食物類別	全穀根莖類	豆魚肉蛋類	蔬菜類	油脂類	水果類
份數	5	3	1.3	2.2	1

營養成分分析（每人份）：

菜肴名稱	熱量（大卡）	蛋白質（公克）	脂肪（公克）	醣類（公克）	鈉（毫克）	鉀（毫克）	磷（毫克）
白飯	352	7.0	0.6	78.0	2	81	76
和風綠嫩豆腐	166	14.5	8.3	14.8	295	581	210
珍香豆包捲	95	7.8	5.7	5.0	203	146	124
薑絲炒黑木耳	68	1.1	5.1	9.0	405	58	25
木瓜	44	0.6	0.1	12.1	4	241	12
合計	725	31.0	19.8	118.9	909	1107	447

營養師小叮嚀：

■ 和風綠嫩豆腐的口味較清淡，所以搭配味道較香濃的薑絲炒黑木耳與珍香豆包捲，可以更下飯。

舒活春捲輕食餐

示範菜單：

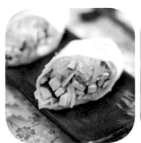
素春捲

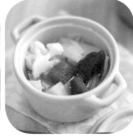
素羅宋湯

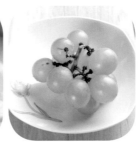
葡萄

食物類別分配表：

食物類別	全穀根莖類	豆魚肉蛋類	蔬菜類	油脂類	水果類
份數	4	1.5	1	2	1

營養成分分析（每人份）：

菜肴名稱	熱量（大卡）	蛋白質（公克）	脂肪（公克）	醣類（公克）	鈉（毫克）	鉀（毫克）	磷（毫克）
素春捲	398	15.5	15.4	53.9	560	270	210
素羅宋湯	76	2.8	0.3	16.4	398	456	49
葡萄	60	0.5	0.2	16.1	4	158	21
合計	534	18.8	15.9	86.4	962	884	280

營養師小叮嚀：

■ 市售春捲常會加花生粉，花生粉的磷含量高，不適合腎友食用。自己動手包不加花生粉的春捲，再搭配有點酸酸的羅宋湯，不僅好吃，也可以控制磷的攝取量。

第二天／營養午餐

豆香高纖蔬活餐

示範菜單：

白飯　　香酥素獅　鮮蔬燴嫩　清蒸素什錦　塔香茄子　黃西瓜
　　　　子頭　　　豆腐

🝢 食物類別分配表：

食物類別	全穀根莖類	豆魚肉蛋類	蔬菜類	油脂類	水果類
份數	5	3.5	1.7	2.6	1

🝢 營養成分分析（每人份）：

菜肴名稱	熱量（大卡）	蛋白質（公克）	脂肪（公克）	醣類（公克）	鈉（毫克）	鉀（毫克）	磷（毫克）
白飯	352	7.0	0.6	78.0	2	81	76
香酥素獅子頭	149	14.2	7.9	9.2	449	204	213
鮮蔬燴嫩豆腐	71	4.3	4.8	4.8	221	168	70
清蒸素什錦	134	7.5	7.1	11.2	506	75	82
塔香茄子	84	1.2	5.5	10.2	198	229	29
黃西瓜	66	1.6	0.2	16.8	4	183	18
合計	856	35.8	26.1	130.2	1380	940	448

營養師小叮嚀：

- 具有豆香味的素獅子頭，搭配鮮蔬燴嫩豆腐與塔香茄子，可以提供一餐中足夠的蛋白質與膳食纖維。
- 黃西瓜水分含量較多，所以應避免再喝湯。

第二天／幸福晚餐
中西合璧新吃法

示範菜單：

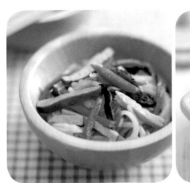
素炒米苔目

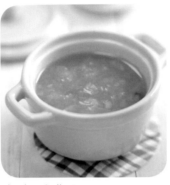
素南瓜濃湯

食物類別分配表：

食物類別	全穀根莖類	豆魚肉蛋類	蔬菜類	油脂類
份數	5	3	1.2	3

營養成分分析（每人份）：

菜肴名稱	熱量（大卡）	蛋白質（公克）	脂肪（公克）	醣類（公克）	鈉（毫克）	鉀（毫克）	磷（毫克）
素炒米苔目	628	22.7	25.0	86.7	848	512	368
素南瓜濃湯	82	2.9	0.3	20.1	6	560	70
合計	710	25.6	25.3	106.8	854	1072	438

營養師小叮嚀：

- 市售素炒米苔目中所含的蔬菜量通常不足，故需再增加蔬菜的攝取。本示範餐則藉由南瓜濃湯中所加的蔬菜，以補足所需的蔬菜量。

第三天／活力早餐
抗氧化視力保健餐

示範菜單：

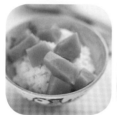 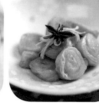 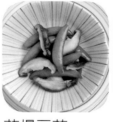 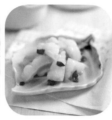 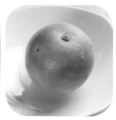

| 南瓜飯 | 糖醋麵腸 | 菇爆豆莢 | 辣炒苦瓜 | 柳丁 |

食物類別分配表：

食物類別	全穀根莖類	豆魚肉蛋類	蔬菜類	油脂類	水果類
份數	4	2	1.5	3	1

營養成分分析（每人份）：

菜肴名稱	熱量（大卡）	蛋白質（公克）	脂肪（公克）	醣類（公克）	鈉（毫克）	鉀（毫克）	磷（毫克）
南瓜飯	283	5.9	0.5	63.5	2	295	80
糖醋麵腸	164	14.8	6.3	12.6	479	46	61
菇爆豆莢	62	1.6	5.1	4.0	197	100	33
辣炒苦瓜	64	1.2	5.2	5.1	205	221	34
柳丁	55	1.1	0.3	15.0	4	194	29
合計	628	24.6	17.4	100.2	887	856	237

營養師小叮嚀：

■ 南瓜加入白飯中，除了讓顏色更漂亮外，還能提供豐富的維生素 A 與膳食纖維。而同一餐其他菜肴所含的油脂，則可幫助維生素 A 吸收。

第三天／營養午餐
台式鹹粥配爽口小菜

示範菜單：

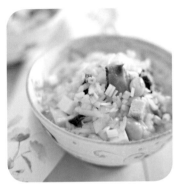
素高麗菜鹹粥

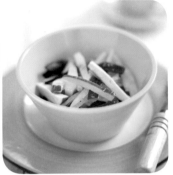
素炒三絲

食物類別分配表：

食物類別	全穀根莖類	豆魚肉蛋類	蔬菜類	油脂類
份數	5	3	1.5	3

營養成分分析（每人份）：

菜肴名稱	熱量（大卡）	蛋白質（公克）	脂肪（公克）	醣類（公克）	鈉（毫克）	鉀（毫克）	磷（毫克）
素高麗菜鹹粥	611	21.5	21.5	87.8	820	450	274
素炒三絲	116	7.5	8.5	6.4	245	154	111
合計	727	29.0	30.0	94.2	1065	604	385

營養師小叮嚀：

- 一般常見的湯麵、乾麵、炒飯、鹹粥、水餃等小吃，所含的蔬菜量通常不足，因此最好能再搭配蔬菜一起吃。
- 本示範餐中的素高麗菜鹹粥只含有 0.8 份的蔬菜量，所以再搭配素炒三絲，以滿足一餐的蔬菜攝取量。

第三天／幸福晚餐
養生美味風雅餐

示範菜單：

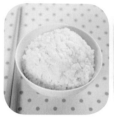 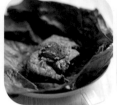 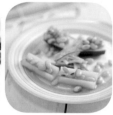 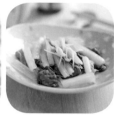 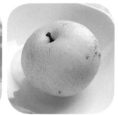

| 白飯 | 荷葉油豆腐 | 黃豆駕輕舟 | 素炒小白菜 | 水梨 |

食物類別分配表：

食物類別	全穀根莖類	豆魚肉蛋類	蔬菜類	油脂類	水果類
份數	5	3	1.5	1.6	1

營養成分分析（每人份）：

菜肴名稱	熱量（大卡）	蛋白質（公克）	脂肪（公克）	醣類（公克）	鈉（毫克）	鉀（毫克）	磷（毫克）
白飯	352	7.0	0.6	78.0	2	81	76
荷葉油豆腐	168	15.4	10.1	8.2	324	308	265
黃豆駕輕舟	125	7.8	6.2	13.1	367	448	105
素炒小白菜	54	1.2	5.2	1.9	249	239	28
水梨	59	0.6	0.3	16.1	9	173	17
合計	758	32.0	22.4	117.3	951	1249	491

營養師小叮嚀：

- 黃豆的鉀離子較高，因此同一餐中的搭配菜色，最好選擇低鉀蔬菜與水果。
- 浸泡與蒸煮黃豆時，可用較多水處理，讓鉀離子溶於這些即將捨棄不用的水中，以降低黃豆的鉀含量，避免腎友們攝取過多鉀離子。

第一天 —— 食物類別分配表：

食物類別	全穀根莖類	豆魚肉蛋類	蔬菜類	油脂類	水果類
份數	14	8	4.3	7.8	2

營養成分分析（每人份）：

	熱量（大卡）	蛋白質（公克）	脂肪（公克）	醣類（公克）	鈉（毫克）	鉀（毫克）	磷（毫克）
早餐	620	19.4	32.7	68.0	855	437	220
午餐	737	32.1	25.8	105.4	1313	1140	494
晚餐	725	31.0	19.8	118.9	909	1107	447
合計	2082	82.5	78.3	292.3	3077	2684	1161

第二天 —— 食物類別分配表：

食物類別	全穀根莖類	豆魚肉蛋類	蔬菜類	油脂類	水果類
份數	14	8	3.9	7.6	2

營養成分分析（每人份）：

	熱量（大卡）	蛋白質（公克）	脂肪（公克）	醣類（公克）	鈉（毫克）	鉀（毫克）	磷（毫克）
早餐	534	18.8	15.9	86.4	962	884	280
午餐	856	35.8	26.1	130.2	1380	940	488
晚餐	710	25.6	25.3	106.8	854	1072	438
合計	2100	80.2	67.3	323.4	3196	2896	1206

第三天 —— 食物類別分配表：

食物類別	全穀根莖類	豆魚肉蛋類	蔬菜類	油脂類	水果類
份數	14	8	4.5	7.6	2

營養成分分析（每人份）：

	熱量（大卡）	蛋白質（公克）	脂肪（公克）	醣類（公克）	鈉（毫克）	鉀（毫克）	磷（毫克）
早餐	628	24.6	17.4	100.2	887	856	237
午餐	727	29.0	30.0	94.2	1065	604	385
晚餐	758	32.0	22.4	117.3	951	1249	491
合計	2113	85.6	69.8	311.7	2903	2709	1113

營養師設計的
82道洗腎
保健食譜

洗腎也能享受美食零負擔

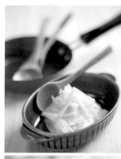
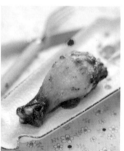
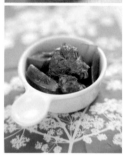
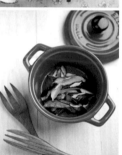

作　　　者	衛生福利部桃園醫院營養科：
	施桂梅、戴淑婷、范純美、黃蘭茜
	張秀年、洪凱婷、呂秀真、許永瀚
食譜示範	郭美惠
攝　　　影	楊志雄
編　　　輯	許雅眉
美術設計	鄭乃豪

發 行 人	程安琪
總 策 劃	程顯灝
總 編 輯	呂增娣
資深編輯	吳雅芳
編　　　輯	藍匀廷、黃子瑜
	蔡玟俞
美術主編	劉錦堂
美術編輯	陳玟諭、林榆婷
行銷總監	呂增慧
資深行銷	吳孟蓉
行銷企劃	鄧愉霖

發 行 部	侯莉莉
財 務 部	許麗娟、陳美齡
印　　　務	許丁財
出 版 者	橘子文化事業有限公司

總 代 理	三友圖書有限公司
地　　　址	106 台北市安和路 2 段 213 號 9 樓
電　　　話	(02) 2377-4155
傳　　　真	(02) 2377-4355
E — mail	service@sanyau.com.tw
郵政劃撥	05844889 三友圖書有限公司

總 經 銷	大和書報圖書股份有限公司
地　　　址	新北市新莊區五工五路 2 號
電　　　話	(02) 8990-2588
傳　　　真	(02) 2299-7900

製　　　版	興旺彩色印刷製版有限公司
印　　　刷	鴻海科技印刷股份有限公司

初　　　版	2014 年 1 月
二版一刷	2023 年 5 月
定　　　價	新台幣 380 元
I S B N	978-986-6062-74-2（平裝）

國家圖書館出版品預行編目 (CIP) 資料

營養師設計的 82 道洗腎保健食譜：洗
腎也能享受美食零負擔 / 衛生福利部
桃園醫院營養科作 . -- 初版 . -- 臺北市
：橘子文化，2014.01
面；　公分
ISBN 978-986-6062-74-2(平裝)

1. 透析治療 2. 食譜

415.8162　　　　　　102027033

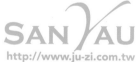

http://www.ju-zi.com.tw

三友圖書
友直 友諒 友多聞